인체 구조 교과서

인체 구조 교과서

THE HUMAN BODY SYSTEM BOOK

아픈 부위를
해부학적으로 알고 싶을 때
찾아보는 인체 의학 도감

다케우치 슈지 지음

오시연 옮김 | 전재우 감수

보누스

인체 구조와 기능을 알면
건강 수명을 연장할 수 있다

인간은 언젠가 수명을 다한다. 지금까지는 수명의 길이를 재는 척도로 평균 수명이라는 잣대를 이용해왔다. 그런데 최근에는 '건강 수명'이라는 개념이 도입되었다. 건강 수명은 건강 문제 없이 일상생활을 영위할 수 있는 기간을 말한다. 건강에 문제가 없다는 것은 일상에서 의료나 간병 행위에 계속 의존하지 않고, 자기 의사로 생명을 유지하며 자립해 살 수 있다는 뜻이다. 사람들은 이제 단순히 오래 사는 것을 넘어 건강히 살아가는 일에 관심을 둔다.

날마다 몸과 마음을 사용하면서 건강하게 살려고 운동을 하고, 몸에 좋다는 음식도 챙겨 먹는다. 이렇게 매일 사용하는 자신의 몸에 대해 우리는 얼마나 알고 있을까?

우리는 내 몸이니까 어느 정도는 알고 있다고 생각한다. 그러나 '아, 그렇지, 그래서 그렇구나.' 하고 새삼 놀라거나 '우리 몸이 이렇게 정교하다니, 신에게 감사드려야겠어.'라고 깨닫는 일이 꽤 있다.

자, 손을 한번 들여다보자. 손바닥에 많은 잔금이 보일 것이다. 고생을 많이 해서 이렇게 많은 잔금이 생긴 것은 아니다. 점을 보기 위해 운명선이나 감정선, 생명선이 있는 것도 아니다. 가볍게 손을 쥐어보면 그 선을 따라 손이 접힌다는 사실을 알 수 있다. 종이접기를 할 때 미리 선을 살짝 눌러놓으면 그

홈을 따라 깨끗하게 접을 수 있다. 손도 마찬가지다. 손가락 안쪽 관절 부위를 보면, 손을 쥘 때 구부러지는 쪽으로 가로줄 모양의 홈이 있다. 이 덕분에 피부가 잘 접히는 것이다.

피부가 접히는 부분의 반대쪽을 보면 튀어나와 있다. 비슷한 상황을 떠올려보자. 주름 하나 없이 빳빳하게 세탁된 옷을 입으면 무릎과 팔꿈치를 잘 굽히지 못할 것 같은 느낌이 든다. 하지만 일단 무릎이나 팔꿈치를 굽히면 튀어나온 무릎이나 팔꿈치 쪽 천이 늘어난다. 그다음 무릎이나 팔꿈치를 펴면 천이 늘어지고, 접힌 쪽 천은 주름투성이가 된다. 그래서 다음에 다시 구부려보면 쉽게 구부러진다.

이 같은 이유로 손가락 안쪽 관절 부위에도 가로줄이 나 있는 것이다. 가로줄 덕분에 쉽게 구부릴 수 있다. 손가락을 편 상태에서 손등 쪽 손가락을 보아도 관절 부위에 쭈글쭈글한 주름을 볼 수 있다. 팔꿈치나 무릎도 마찬가지다. 예를 들어 팔꿈치를 편 상태에서 팔꿈치 쪽을 만져보면 피부가 늘어져 있고, 그 피부를 잡아당기면 부드럽게 늘어난다. 사람 몸은 이처럼 상황에 맞추어 변할 수 있는 형태로 만들어져 있다. 즉 신체를 구성하는 기관은 그 기능에 적합한 형태를 띤다.

그러나 작용이 있으면 반작용도 있기 마련이다. 우리 몸은 다양한 상황에 적절하게 적응해왔지만, 그에 상응하는 대가를 치르고 있기도 하다. 그 대표적인 예가 바로 '허리'다. 허리는 우리 몸에서 매우 중요한 부분으로, 등뼈는 척주(척추뼈가 기둥처럼 이어진 전체)로 이루어진다. 위에서 가해지는 무게를 지탱하는 추골(척추뼈)은 아래쪽으로 갈수록 커진다. 아래쪽이 더 큰 무게를 받기 때문이다. 허리 아래에 있는 골반 부분의 등뼈인 천골과 관골이 맞물리고, 그 아래로 양다리가 지면을 향해 뻗어 있다. 그러면 허리로 지지하던 상반신의 하중이 좌우로 나뉘기 때문에 천골은 아래로 내려갈수록 작아진다. 다시 말해 허리는 척주로 몸을 받치는 부위다.

허리가 이런 형태를 띠게 된 것은 순전히 직립보행 때문이다. 직립보행으로 두 손이 자유로워진 인간은 도구를 사용할 수 있었고, 다른 동물과 달리 오래 달릴 수 있어 장거리 사냥에도 유리했다. 하지만 오랜 시간 서 있으면 허리가 아프고, 나아가 추간판탈출증이나 허리를 삐끗해서 겪는 요통 등에 시달리게 된 것도 사실이다. 현대인의 고질병이라는 척추 질환은 인간이 직립보행이라는 진화를 겪으면서 어쩔 수 없이 얻게 된 부정적인 요소다.

인체는 그 구조와 기능을 알면 알수록 신의 한 수라고 감탄할 정도로 잘 만들어져 있지만 한편으로는 왜, 어째서, 이렇게 되어 있는지 또는 이렇게 되어 있지 않은지 의문스러운 부분도 꽤 많다. 우리 몸이 진화하면서 얻은 오류와 단점인데, 이런 요소도 바르게 이해하고 운동과 영양 섭취에 신경을 쓰며 일상을 보낸다면 건강 수명을 연장할 수 있을 것이다. 이 책이 인간의 몸, 즉 자신의 몸을 이해하는 데 조금이라도 도움이 된다면 매우 기쁘겠다.

다케우치 슈지

복부

과식해서 위가 아프다, 배가 차갑고 아프다.
이때 신경 쓰이는 부위가 복부다.
복부에는 위와 간, 신장 등 주요 장기가 있다.

위

음식물을 소화하고
강력한 위산으로 살균한다

위에 구멍이 났다는 말을 하는데 정말로 구멍이 날까?

정말로 구멍이 난다. 이를 위천공(胃穿孔)이라고 한다. 빈속일 때 명치 부분이
아픈 증상 또는 복부 팽만감이나 속이 거북한 증상이 나타나는 만성위염은
헬리코박터 파일로리균에 감염되었거나 만성 스트레스, 과식, 과음 등이 원인
이 되어 생긴다. 만성위염이 악화되면 위궤양이 되기도 한다. 그럴 경우 위 점
막이나 위벽이 헐어서 구멍이 나는데 이를 위천공이라고 한다. 위천공을 방치
하면 위 속에 있는 물질이 복막염을 일으키고, 최악의 경우 죽음에 이를 수도
있다.

천공이 생기기도 하는 위벽은 몇 겹으로 되어 있을까?

위벽은 3층이다. 음식물과 접하는 내층은 입안의 점막이 계속 이어진 점막층
이다. 위 점막에는 세로로 난 주름이 많이 있다. 이 주름들 사이에는 '위소와'
라는 작은 홈이 무수히 있고, 위소와의 바닥에 위액을 분비하는 위샘이 몇 개
씩 열려 있다.

　가운데 층은 바깥쪽에서부터 '종주근' '윤주근' '사주근'이라는 평활근(민무
늬근) 3개로 구성된다. 위의 출구(유문)인 윤주근은 점점 두꺼워져서 유문괄

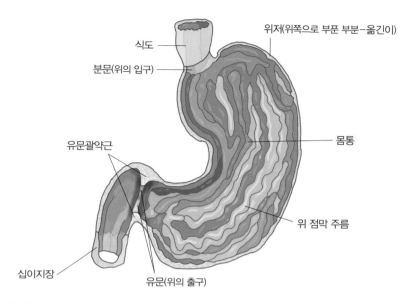

식도

위저(위쪽으로 부푼 부분–옮긴이)

분문(위의 입구)

몸통

유문괄약근

위 점막 주름

십이지장

유문(위의 출구)

그림1 팽창할 수 있도록 주름이 있는 위 점막

식도와 십이지장 사이에 있는 위는 풍선처럼 부풀어 있으며 음식물을 잠시 머물게 해서 소화하는 기관이다.

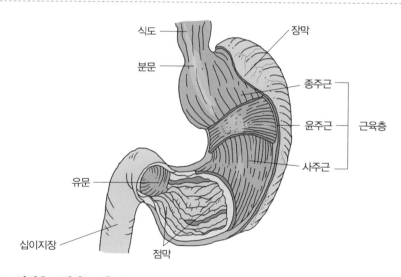

식도

장막

분문

종주근

윤주근

근육층

사주근

유문

십이지장

점막

그림2 위벽을 구성하는 3층 구조

위벽의 내층은 주름을 만드는 점막층, 가운데 층은 근세포 다발로 이루어진 3겹의 근육층, 외층은 복막이 되기도 하는 장막이다.

약근이 된다. 외층인 장막은 장의 외층을 둘러싸고 있는 복막을 이룬다. 복막은 복강 내벽이 되는 장막인 벽측복막과 위와 장의 표면을 덮는 장막인 장측복막으로 나뉜다.

위벽은 왜 위액에 녹지 않을까?

음식물은 위에서 위액과 섞이면서 소화된다. 이 작용은 위벽의 근육이 움직이면서 비롯된다. 외부에서 들어온 음식물에는 세균처럼 유해한 물질도 들어 있으므로 위액 성분인 위산(염산)이 살균과 무독화 작업을 한다.

위액에는 화학적 소화 작용을 하는 펩신이 들어 있다. 펩시노겐은 위산의 성분인 염산에 의해 단백질 분해 효소인 펩신으로 바뀌어 단백질을 분해한다. 펩신과 위산은 단백질로 구성된 위벽을 망가뜨릴 수도 있다. 위산이 과다하게 분비되어 위벽이 산에 노출되면서 걸리는 위염이 바로 그런 경우다. 이를 방지하기 위해 위샘에서 위액을 분비한다. 이 위액에 든 점액이 위산으로부터 위장 점막을 지켜준다.

역류성 식도염은 무엇이 역류하는 걸까?

입으로 들어온 음식물은 식도에서 위로 이동한다. 위로 이동한 내용물에는 위산이 섞인다. 위산은 강산(pH 1) 그 자체다. 위산이 든 내용물이 거꾸로 식도로 돌아가 식도에 염증을 일으키는 것을 역류성 식도염이라고 말한다. 역류성 식도염은 위산이 식도로 역류하여 속 쓰림이나 트림 등 불쾌한 증상을 일으키는 식도 염증성 질환이다.

소화관의 벽을 구성하는 근육이 수축하면서 음식물이 밀려간다. 식도와 위의 윤주근은 수축한 상태에서 통로인 관을 닫고 있다가, 음식물이 밀려 내려오면 관을 확장하여 분문(위의 입구)을 연다. 그리고 음식물 뒤쪽에 있는 윤주근이 수축되면 음식물은 앞으로 밀린다. 이를 연동운동이라 한다. 그런데 분문에 있는 윤주근이 이완된 상태라면 뚜껑 역할을 하지 못해 위의 내용물이 역류하는 것이다.

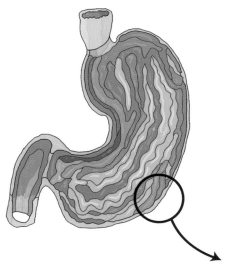

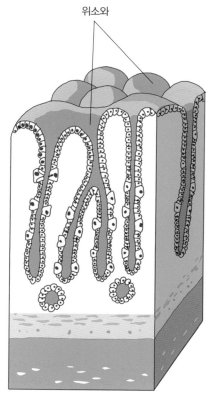

위소와

그림 3 위액을 분비하는 위샘이 위벽에 있다
위소와 바닥의 위샘 세포에서는 소화 효소의
전 단계인 펩시노겐과 위산과 점액이 액체 형
태로 분비된다.

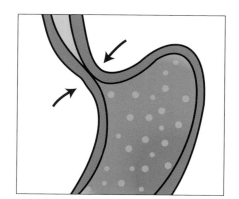

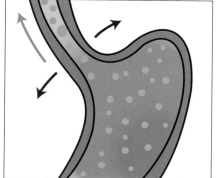

그림 4 입구가 느슨해지면 위의 내용물이 식도로 역류
분문에 있는 윤주근이 느슨해지면 뚜껑 역할을 하지 못해 위의 내용물이 식도로 역류한다.

위에도 괄약근이 있을까?

괄약근이라고 하면 사람들 대부분은 항문괄약근을 떠올리지 않을까? 항문괄약근은 소화관의 출구인 항문을 조이고, 뚜껑 역할을 해서 배설물인 변이 흘러나오지 않도록 한다. 나이가 들면 항문괄약근의 힘이 약해져 '변실금' 증상을 보이기도 한다. 항문을 조이는 괄약근 훈련이 도움이 된다.

소화관 벽에는 윤주근과 종주근이라는 근육이 있는데, 윤주근이 발달한 근육을 괄약근이라고 한다. 괄약근은 뚜껑 역할뿐 아니라 역류를 방지하는 밸브 작용도 한다. 십이지장은 위산으로 산성화된 음식물을 췌액(이자액)으로 중화한다. 이렇게 중화된 음식물이 위로 돌아간다면 위산과 섞여 다시 산성이 될 것이다. 그래서 십이지장에서 위로 음식물이 역류하는 것을 방지하기 위해 유문에도 괄약근인 유문괄약근이 존재한다.

기름진 음식을 먹으면 왜 속이 거북해질까?

음식물을 섭취하고 배변하기까지는 24~74시간 정도 걸린다. 음식이 입에서 식도를 통과하기까지는 몇십 초에서 1분 정도밖에 걸리지 않지만, 사실 천천히 꼭꼭 씹어야 소화와 흡수가 더 잘된다.

위에 도달한 음식물은 3~5시간 정도 머무르면서 위의 연동운동과 교반운동으로 위액과 섞여 죽과 같은 모습이 되고 십이지장으로 보내진다. 음식물이 위에 머무는 시간은 음식물에 들어 있는 영양소에 따라 다르다. 빵이나 밥 같은 탄수화물은 2~3시간, 고기나 콩 같은 단백질은 4~5시간, 튀김이나 쇠고기 전골같이 지방이 많은 음식은 7~8시간이다. 기름진 음식을 먹으면 속이 더부룩한데, 위 속에 머무는 시간이 길기 때문이다.

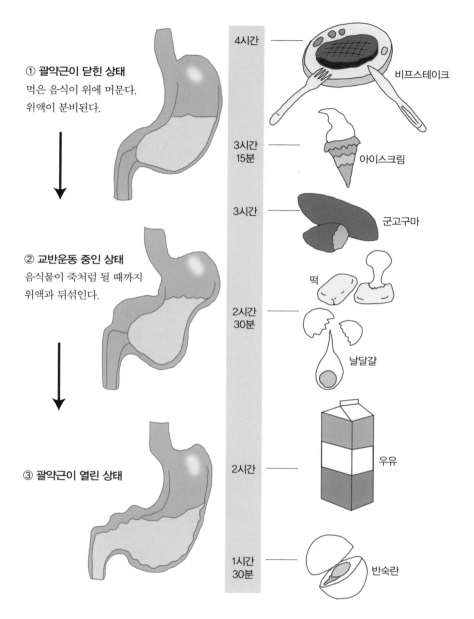

① 괄약근이 닫힌 상태
먹은 음식이 위에 머문다.
위액이 분비된다.

② 교반운동 중인 상태
음식물이 죽처럼 될 때까지
위액과 뒤섞인다.

③ 괄약근이 열린 상태

4시간 ── 비프스테이크

3시간
15분 ── 아이스크림

3시간 ── 군고구마

떡

2시간
30분

날달걀

2시간 ── 우유

1시간
30분 ── 반숙란

그림 5
위에 음식물을 머무르게 하는 밸브, 괄약근
위의 출구인 유문에 있는 괄약근은 소화 작용
을 위해 출구를 막는다. 이 덕분에 음식물이 위
에 머문다.

그림 6
음식물에 따라 위에 머무는 시간이 다르다
기름진 음식물은 길게 머무르지만 우동이나 빵
은 위를 빨리 통과하기 때문에 포만감이 오래
가지 않는다.

간

인체의 화학 공장으로
다양한 기능을 수행한다

담즙은 어디에서 만들어질까?

담즙(쓸개즙)은 담낭(쓸개)에서 만들어진다고 생각하기 쉽지만 사실은 간에서 만들어진다. 담낭은 '주머니'이지 분비샘이 아니다. 담낭은 간에서 분비되어 운반된 담즙을 농축 저장한다. 간은 우리 몸의 화학 공장 또는 저장고에 비유되며 다양한 기능을 수행하는데, 담즙을 생성하는 분비샘 기능도 있다. 간은 담즙을 생성하여 담낭에 농축 저장했다가 십이지장으로 보낸다. 이 담즙이 소화액 역할을 하는 것이다. 담즙 자체에는 소화 효소가 없지만, 담즙의 주성분인 담즙산은 지방을 작은 물방울 형태로 만들어 소화가 잘되게 한다. 또 오래된 적혈구가 파괴될 때 생기는 빌리루빈은 담즙 색소의 원천이다. 이 색소가 변에 많이 들어가면 노란색 변을 보게 된다.

간에는 4종류나 되는 관이 드나든다

간은 담즙을 분비하는 외분비샘이다. 오른쪽 간(간의 우엽)과 왼쪽 간(간의 좌엽)에는 담즙을 운반하는 간관이 뻗어 있다. 또 간에 필요한 산소나 영양소를 공급하는 고유간동맥(固有肝動脈)과 간이 다양한 기능을 하는 동안 쌓인 이산화탄소나 불필요한 물질을 간에서 빼내는 간정맥이 있다. 그리고 동맥도 정맥

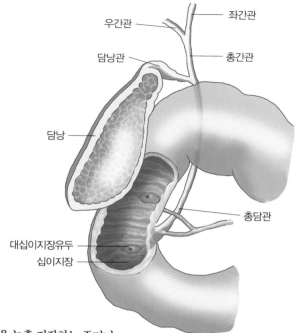

그림1 담낭은 담즙을 농축 저장하는 주머니

간에서 생성한 담즙은 총담관에서 담낭 사이를 이어주는 담낭관을 왔다 갔다 하며 총담관을 통해 십이지장으로 운반된다.

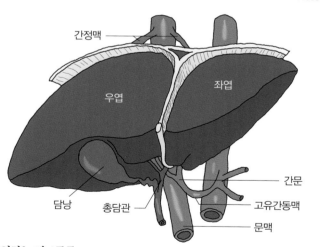

그림2 간을 출입하는 관 4종류

간문으로 들어가는 고유간동맥, 문맥, 간문과 연결된 간관이 있으며 간 위쪽에는 하대정맥으로 이어지는 간정맥이 뻗어 있다.

도 아닌 혈관, 즉 문맥이 있다.

간은 장에서 흡수한 음식물의 영양소를 체내에서 필요한 모양으로 바꾸는 대사 작용을 한다. 또 유해물질을 해독하거나 무독한 것으로 바꾸는 작용도 한다. 먼저 위와 장의 벽에 있는 모세혈관으로 소화된 영양과 유해물질이 흡수된다. 모세혈관으로 형성된 정맥이 위와 장에서 나오고, 그 정맥이 모여 형성된 문맥이 간으로 영양소와 유해물질을 운반한다.

술이 센 사람은 간이 튼튼하다고 말하는 이유는?

간은 음식물의 유독물질을 해독하고 배설하는 작용을 한다. 술을 마실 때 몸속으로 들어간 알코올도 문맥을 통해 간으로 이동되어 간세포가 알코올을 분해한다. 알코올은 간에서 아세트알데히드라는 물질로 변한다. 아세트알데히드는 간세포 속에 있는 아세트알데히드탈수소효소(ALDH)라는 이른바 알코올 분해 효소에 의해 아세트산(초산)으로 분해된다. 초산은 인체에 해를 입히지 않지만 아세트알데히드에는 독성이 있어서 악취와 숙취의 원인이 된다.

ALDH 작용이 잘 안 되는 사람은 유해물질인 아세트알데히드를 분해하지 못하기 때문에 술을 조금만 마셔도 취하기 쉽다. 반대로 ALDH 작용이 잘되는 사람은 아세트알데히드를 잘 분해한다. 이 때문에 '간이 튼튼한 사람은 술이 세다'고 하는 것이다.

귤을 많이 먹으면 피부가 노랗게 되는데 황달인 걸까?

그렇지 않다. 황달이 아니라 감피증이다. 귤 같은 감귤류에 들어 있는 카로틴 색소는 얼굴이나 손바닥, 발바닥 등 피부에 침착하여 피부를 노랗게 만든다. 황달에 걸려도 피부가 노랗게 되는데 그때는 눈의 흰자(안구 공막)까지 노랗게 변한다. 간 계통 질병인 간경변으로 간세포가 망가졌거나 담즙이 지나가는 길인 담도가 막혀도 노랗게 변한다. 담즙이 십이지장으로 이동하지 못하면 담즙의 성분인 빌리루빈이 거꾸로 혈액 속에 들어가 피부가 노랗게 되기 때문이다. 또 빌리루빈이 소변으로 배출되면 소변이 진한 노란색을 띤다.

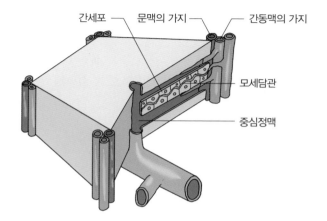

간세포　　문맥의 가지　　　　간동맥의 가지

모세담관

중심정맥

그림 3 간세포가 모여서 형성되는 간의 최소 단위

문맥의 가지와 간동맥의 가지에서 갈라진 모세혈관은 간세포로 형성된 간 조직 내부를 지나가며, 중심정맥(간정맥)을 향해 뻗어간다.

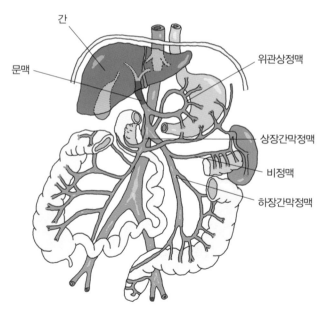

간

문맥

위관상정맥

상장간막정맥

비정맥

하장간막정맥

그림 4 간에 들어가는 문맥

위나 장의 벽에서 나온 영양소와 이물질이 들어 있는 혈액을 통과시키는 정맥은 마지막에는 하나로 모여서 문맥이 되며 간으로 연결된다.

췌장

소화액인 췌액과
호르몬인 인슐린을 분비한다

왼쪽 옆구리에서 등의 중앙으로 퍼지는 통증에는 어떤 병이 의심스러울까?

췌장염일 수도 있다. 췌장염은 췌장(이자)의 염증을 말한다. 식후, 특히 지방분이 많은 식사를 한 뒤나 술을 많이 마신 뒤에 통증을 느끼는 일이 많다. 이것은 췌장이 소화샘의 일부이고 소화 효소를 함유한 소화액인 췌액을 분비하는 것과 관련이 있다.

침의 성분인 알파 아밀라아제는 당질을 분해하고, 위액의 펩신은 단백질을 분해하는 소화 효소다. 그런데 췌액에는 트립신·키모트립신(단백질 분해)과 아밀라아제(당질 분해), 리파아제(지방 분해), 이렇게 3대 영양소를 분해하는 효소가 모두 들어 있다. 췌액은 췌관을 통해 십이지장에 분비되어 위에서 소화된 내용물을 더 잘 소화하는 일을 한다.

위에서 산성화된 음식물은 어떻게 변화할까?

위액 속에 있는 위산은 pH 1에 해당하는 강산성이지만 십이지장에 분비되는 췌액은 탄산수소 이온(중탄산 이온)이 들어 있는 알칼리성으로 위액으로 산성화된 음식물을 중화한다.

죽처럼 으깨진 음식물이(산성 상태) 위에서 내려와 십이지장벽에 닿으면 그

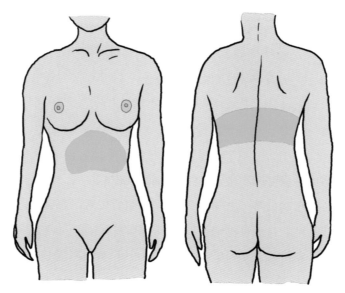

그림 1 췌장염으로 통증을 느끼는 부분

명치에서 왼쪽 윗배, 등 중앙으로 퍼지는 아픔은 췌장염이나 급성 췌장염이 의심된다.

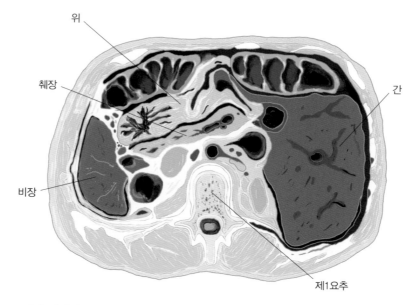

위

췌장

간

비장

제1요추

그림 2 복부 횡단면을 보면 췌장은 중앙에 위치한다

췌장은 왼쪽 윗배에서 명치에 걸쳐 있는 위의 뒤쪽에 위치한다. 췌장의 뒤쪽에는 십이지장이 있다.

자극으로 소화관 호르몬인 세크레틴이 분비된다. 세크레틴은 장관에서 흡수되어 혈액 속으로 들어가 췌장으로 이동해서 췌액의 분비를 촉진한다. 즉 분비 세포를 자극해 알칼리성인 탄산수소 이온을 다량으로 함유한 췌액을 분비시킨다. 세크레틴의 자극으로 분비된 췌액에는 소화 효소가 거의 들어 있지 않지만, 위에서 운반된 내용물을 중화해서 소화를 돕는다.

대십이지장유두는 총담관의 개구부 역할만 하진 않는다

간에서 분비되어 담낭에서 농축된 담즙은 소화액으로서 총담관을 지나 십이지장으로 이동한다. 총담관의 출구가 바로 대십이지장유두(파텔유두)다.

한편 췌장도 간처럼 소화액인 췌액을 분비한다. 췌액은 췌관을 통해 십이지장으로 이동한다. 췌관의 출구도 총담관이 열리는 십이지장의 대십이지장유두다. 즉 대십이지장유두는 담관과 췌관이 함께 만나는 출구다. 대십이지장유두에는 공동관에 고리 모양의 평활근 조직이 모여서 이루어진 오디괄약근이 있으며, 이 괄약근은 소화액이 유입되는 시점을 조절한다.

췌장에는 2종류의 분비샘이 있다

췌장은 소화액인 췌액을 분비한다. 이런 분비샘에는 침샘, 위샘, 눈물샘, 갑상샘 등이 있다. 이들은 췌액, 침, 위액, 눈물 등을 분비하는데 갑상샘은 사이록신과 칼시토닌이라는 호르몬을 분비한다.

도관을 통해 필요한 곳에 액을 분비하는 외분비샘과 달리, 갑상샘 같은 내분비샘은 혈액 속에 호르몬을 분비하고, 혈액순환을 통해 이동한다.

췌장은 췌액을 분비하는 외분비샘과 인슐린이나 글루카곤 같은 호르몬을 분비하는 내분비샘, 이렇게 2가지 분비샘을 함께 갖고 있다.

인슐린은 혈당치를 내리는 작용을 하는 호르몬이다. 당뇨병 약물 요법에서 쓰이는 인슐린 제제와 같은 성분이다.

췌장의 내분비샘은 랑게르한스섬이라고 하는 독특한 이름의 작은 세포군으로 이루어져 있다. 이 세포군은 무려 100만 개나 된다.

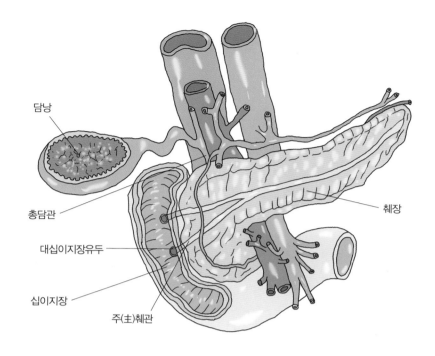

담낭

총담관

대십이지장유두

십이지장

주(主)췌관

췌장

그림 3 췌장은 십이지장과 맞닿아 있다
췌액을 운반하는 관인 췌관의 출구는 십이지장 안쪽에 있으며, 이것을 대십이지장유두라고 한다.

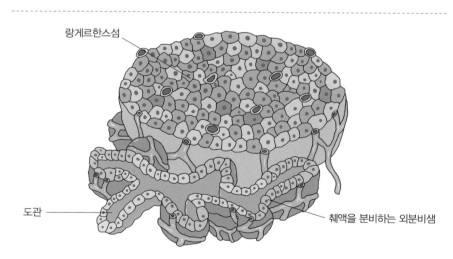

랑게르한스섬

도관

췌액을 분비하는 외분비샘

그림 4 췌장의 내분비샘인 랑게르한스섬
혈당치가 높으면 혈관이 상처를 입기 때문에 인슐린을 분비해 혈당치를 내린다. 인슐린을 분비하는 것이 췌장의 일부인 랑게르한스섬이다.

소장
음식물을 완전히 소화하고
영양을 흡수한다

소장의 내벽 면적이 테니스 코트만 하다고?

소장은 음식물을 소화하고 영양소를 흡수한다. 영양소는 소장 점막에 있는 모세혈관의 혈액 속으로 흡수된다. 소화된 음식물이 점막과 많이 접촉할 수 있도록 점막에는 고리 모양의 주름이 많이 있다. 주름의 길이는 8mm 정도다. 이 주름을 윤상 주름이라고 하는데, 주름 덕분에 소장의 표면적이 3배나 커진다. 점막 표면이 마치 벨벳처럼 보이는 이유는 모세혈관이 분포되어 있는 장융모라는 길이 0.5~1.5mm의 점막 돌기가 빽빽하게 돋아 있기 때문이다. 장융모 표면에는 길이 1μm의 미세융모가 촘촘하게 나 있는데, 미세융모의 표면을 합치면 약 200m²(약 60평), 즉 테니스 코트를 덮을 수 있을 정도로 넓다. 이것은 겉으로 보이는 크기의 600배 이상이라고 한다.

장융모 안에 있는 모세혈관에서 영양을 흡수한다

혈액은 인간의 몸속을 돌아다니며 여러 물질을 운반한다. 심장에서 내뿜어진 혈액은 동맥을 지나간다. 동맥은 수많은 가지로 나뉘어 가늘어지면서 모세혈관이 된다. 직경 5~10μm의 얇은 벽을 지나며 혈관 속의 혈액과 조직은 산소·이산화탄소·영양소·노폐물 같은 물질을 교환한다.

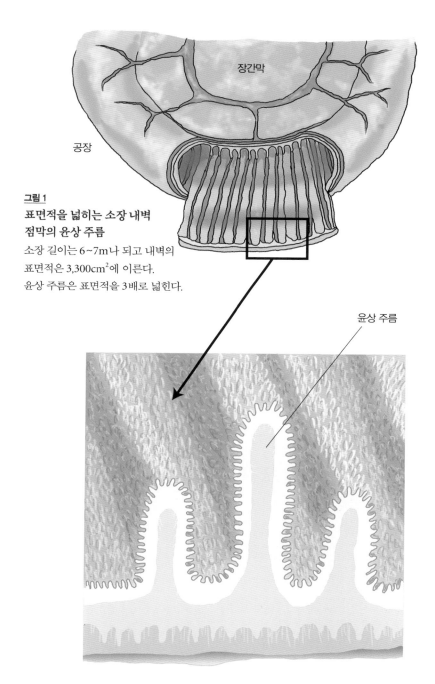

장간막

공장

그림 1
**표면적을 넓히는 소장 내벽
점막의 윤상 주름**

소장 길이는 6~7m나 되고 내벽의
표면적은 3,300cm²에 이른다.
윤상 주름은 표면적을 3배로 넓힌다.

윤상 주름

그림 2 소장의 점막을 덮는 장융모
장융모의 표면적을 넓혀서 장융모 내부를 지나는 모세혈관의 영양소 흡수를 촉진한다.

소장의 장융모 내부에도 영양소를 흡수하기 위한 모세혈관이 지난다. 이 모세혈관이 모여서 정맥이 되고, 혈액은 정맥을 지나 심장으로 돌아온다. 다만 위, 소장, 대장 등의 소화기벽에서 돌아오는 혈액은 대정맥으로 직접 들어가지 않고 문맥을 통해 일단 간을 거쳐 하대정맥으로 유입된다. 문맥은 심장으로 돌아가는 대정맥에 합류하기 전에 정맥이 모여서 이루어진 혈관을 말한다.

장융모에는 모세혈관뿐 아니라 다른 관도 있다

소장에서 단백질은 아미노산으로 분해되고, 당질(탄수화물)은 포도당·과당으로, 지방은 지방산·모노글리세리드로 분해된다. 이때 아미노산과 포도당·과당은 모세혈관의 혈액에 흡수된다. 지방이 분해된 산물도 장융모를 통과하며 흡수되긴 하지만 모세혈관의 혈액에 흡수되는 것은 아니다.

체내에는 혈관계와 림프액이 순환하는 림프관계가 있다. 림프관계는 동맥이 세분화된 모세혈관이 다시 모여서 정맥이 되는 혈관계와 달리, 모세림프관에서 시작된다. 장융모에는 모세혈관과 모세림프관이 존재한다. 지방이 분해된 산물은 이 모세림프관에 흡수된다.

십이지장의 12는 무슨 숫자일까?

의료계에서 길이를 대략적으로 계산할 때 '손가락 몇 개쯤 떨어져서'라거나 '손가락 몇 개의 길이' 등 손가락의 폭을 기준으로 삼는 경우가 있다. 예를 들어 손가락 3개를 옆으로 나열한 정도를 '손가락 3개 길이'라고 한다. 손가락 하나당 1.5~2cm 정도로 잡은 것이다.

소장은 십이지장, 공장, 회장 이렇게 세 부분으로 나누어 생각한다. 위의 출구인 유문에서 시작해 C자 모양으로 구부러져 췌장의 췌두(췌장의 오른쪽 끝-옮긴이)를 끼고 십이지장공장곡까지의 소장 초입 부분이 손가락 12개를 옆으로 나열한 정도의 길이라는 뜻에서 십이지장이라고 명명했다고 한다. 물론 정확한 십이지장의 길이는 25~30cm 정도이므로 계산상 완전히 일치하진 않는다. 하지만 시신의 이완된 장을 측정한 경우, 성별과 개인차 등을 생각하면 꼭

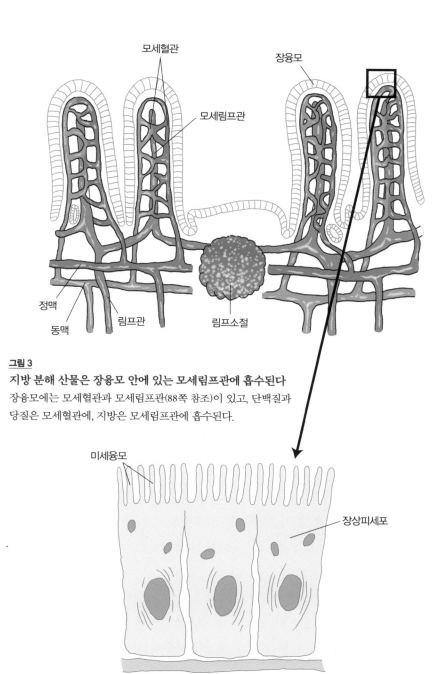

그림 3

지방 분해 산물은 장융모 안에 있는 모세림프관에 흡수된다

장융모에는 모세혈관과 모세림프관(88쪽 참조)이 있고, 단백질과
당질은 모세혈관에, 지방은 모세림프관에 흡수된다.

그림 4 소장 내벽의 면적을 키우는 미세융모

장융모 표면에는 길이 1μm의 미세융모가 촘촘하게 나 있다. 미세융모를 합치면 표면적이 겉으로
보이는 크기의 약 600배 이상이 된다고 한다.

틀렸다고 할 수는 없다. 아무튼 손가락 12개의 12가 십이지장이라는 명칭의 유래인 듯하다.

십이지장벽에도 분비샘이 있다

위산으로 산성화된 음식물은 약알칼리성인 췌액으로 중화된다. 그런데 십이지장에 있는 분비샘에서 분비되는 장액도 중화 작용을 한다. 십이지장 초입부에 있는 십이지장샘(브루너샘)에서 분비되는 장액은 점액과 탄산수소나트륨을 많이 함유하고 있어서 산성 상태의 음식물을 중화한다.

위에서 내려온 pH 1~2였던 음식물은 십이지장을 통과하면 췌액과 장액에 의해 pH 7~8인 약알칼리성으로 바뀌어 각종 소화 효소가 잘 작용할 수 있는 상태가 된다.

십이지장샘은 외분비샘이지만 십이지장 점막에는 호르몬을 분비하는 내분비샘 세포도 존재한다. S세포에서는 세크레틴이, I세포에서는 콜레시스토키닌이 분비된다.

소화관 호르몬인 세크레틴과 콜레시스토키닌은 어떤 작용을 할까?

십이지장벽의 S세포에서 분비되는 세크레틴은 췌장에서 탄산수소 이온이 풍부한 췌액 분비를 촉진하여 산성인 음식물을 중화한다. 그뿐만이 아니라 위샘의 벽 세포에 작용하여 위산 분비를 억제한다. 또한 위의 출구에 있는 유문괄약근을 수축하게 해서 산성 상태인 음식물이 십이지장으로 유입되는 것을 막는다.

중화된 음식물 속에 있는 아미노산(단백질 분해 산물)이나 지방이 십이지장벽에 닿으면 내분비 세포인 I세포에서 '콜레시스토키닌'이라는 호르몬이 분비된다. 콜레시스토키닌은 혈액을 통해 췌장에 작용하는데 단백질과 지방, 당질의 소화 효소가 풍부한 췌액 분비를 촉진한다. 그리고 담낭을 수축시키고 총담관의 오디괄약근을 이완시켜서 지방 분해에 작용하는 담즙이 십이지장으로 분비되도록 촉진한다.

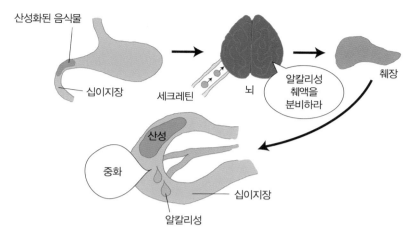

그림 5 십이지장 점막에서 분비되는 세크레틴의 작용
세크레틴은 췌장에서 알칼리성 췌액을 분비하게 하고, 위샘에서 위산이 분비되는 것을 억제한다.

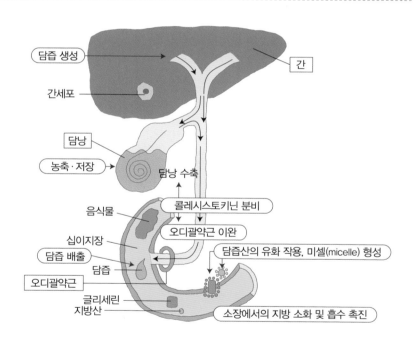

그림 6 십이지장 점막에서 분비되는 콜레시스토키닌의 작용
콜레시스토키닌은 췌장에서 소화 효소가 풍부한 췌액이 분비되게 하고, 담낭에서 담즙이 분비되게 한다.

대장
수분을 흡수해 대변을 만드는 곳

맹장염은 맹장의 염증을 말하는 걸까?

오른쪽 아랫배가 아프면 '맹장인가? 맹장염 아니야?' 하고 의심스럽다. 하지만 사실 맹장염은 맹장의 염증이 아니다.

소장이 끝나고 대장이 시작되는 첫 부위를 맹장이라고 한다. 소장에서 대장으로 이어지는 부분은 L자일 것 같지만, 실은 연결 부위보다 아래쪽으로 쳐져 있어서 T자를 옆으로 뉘인 모양으로 이어진다. 맹장 끝부분에는 새끼손가락 길이만 한 꼬리가 달려 있는데 이를 충수라고 한다. 충수 내부에는 맹장에서 이어지는 관이 있다. 이 충수에 화농성 염증이 일어나면, 즉 충수염이 생기면 오른쪽 아랫배에 통증을 느낀다. 그것을 일반적으로 맹장염이라고 하는 것이다.

충수는 필요 없는 존재일까?

토끼나 말 같은 초식 동물에도 충수가 있다. 초식 동물의 충수는 꽤 길고 두꺼운데, 그곳에 초식 동물이 먹는 풀을 분해하는 박테리아가 서식하기 때문이다. 그러나 인간의 충수는 특별한 작용을 하지 않으므로 있으나 마나 한 존재라고 인식되어왔다. 충수염이 일어났을 때는 물론이고 다른 개복 수술을 할

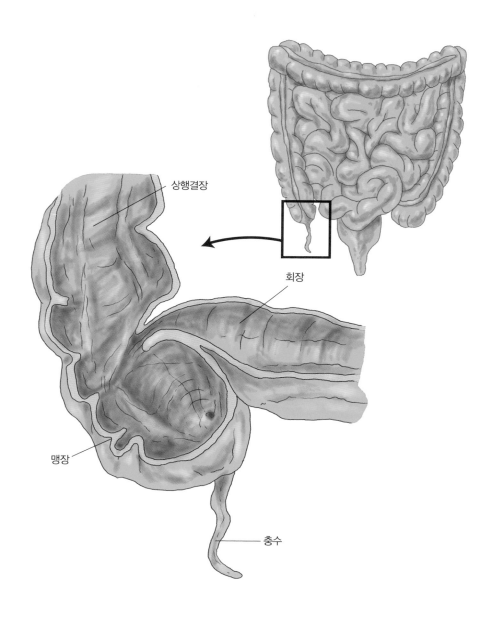

상행결장

회장

맹장

충수

그림 1 대장의 구분과 충수

대장은 맹장, 결장, 직장으로 구분된다. 소장의 회장 끝부분에 있는 대장의 첫 부분을 맹장이라고
하고, 맹장 끝 쪽에 꼬리처럼 달린 것이 충수다.

때에 예방 차원에서 절제하기도 했다.

　과연 충수는 필요 없는 조직일까? 충수 점막하 조직에는 림프구가 모여 있는 림프소절이 많이 있다. 또 면역글로불린A(IgA) 생성에 중요하게 작용하여 장내 세포의 균형을 잡는 일에 관여한다. 충수는 결코 불필요한 존재가 아니다.

대장은 어떤 작용을 할까?

영양소는 소장의 장융모로 흡수된다. 그러면 대장은 어떤 작용을 할까? 입안에서 잘게 부서진 음식물은 침과 섞여 덩어리가 되고, 목과 식도를 통과해 위에 도달한다. 이 음식물 덩어리는 위에서 위액과 섞이고, 소장에서 담즙과 췌액과 장액과 섞이면서 소장에서 영양분이 흡수된다. 그 후 나머지가 대장으로 이동한다.

　음식물에 섞이는 수분은 하루에 침 1.5L, 위액 2L, 담즙과 췌액이 1.5L, 장액이 3L로 단순 계산하면 8L 정도가 된다. 이 수분들이 음식물을 암죽 상태로 만든다. 길이가 약 1.5m인 대장은 소장에서 흡수되고 남은 찌꺼기에서 수분을 흡수해 단단한 대변을 만든다.

설사나 변비는 왜 일어날까?

대장의 내용물은 수축과 이완을 반복하는 장벽 근육의 연동운동에 의해 앞으로 이동한다. 그런데 스트레스나 다른 여러 이유로 대장이 과민해져 연동운동이 심해지면 내용물이 빨리 앞으로 이동해서 수분이 충분히 흡수되지 않는다. 이렇게 물컹물컹한 상태의 찌꺼기가 항문까지 운반되면 묽은 변이 나오는 설사를 한다.

　반대로 연동운동이 약하면 내용물의 진행이 늦어 대장에 오래 머물게 되고, 그러는 동안 수분이 너무 많이 흡수되어 대변이 딱딱해지는 변비가 생긴다. 연동운동이 약해지는 이유는 운동 부족 때문인 경우가 많다. 또 대변이 마려운 느낌을 자주 참으면 직장에서 대변이 정체되어 더 딱딱해진다. 그러면 다음 단계인 찌꺼기를 이동시키는 연동운동도 약해져서 대변이 더 머물게 되고, 수분이 많이 흡수되어 악순환이 일어난다. 규칙적으로 배변하는 습관을 들여서 변비를 예방하자.

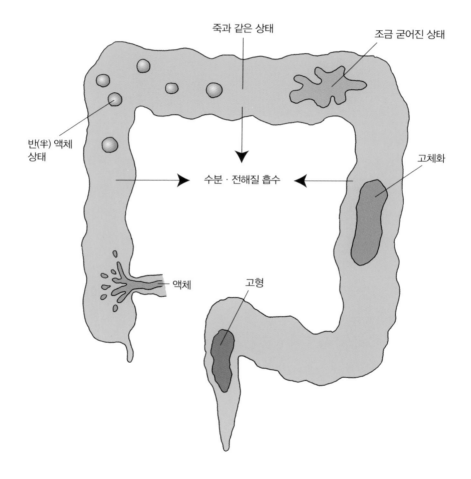

그림2 변을 만드는 대장의 움직임
대장으로 이동한 내용물에서 수분과 전해질을 흡수하면 단단한 대변이 된다.

신장

소변으로 노폐물을 배설한다

하루 소변량은 얼마나 될까?

소변은 신장(콩팥)에서 하루 약 150L나 생성된다. 우리 몸의 반 이상은 물이다. 체중의 약 60%라고 하면 60kg인 사람은 36L가 수분이라는 말이다. 그런데 150L나 되는 수분이 소변으로 배출되면 우리 몸은 바짝 말라버릴 것이다. 여기서 언급한 150L는 신장이 혈액 속에서 처음으로 추출한 소변량이며 이것을 원뇨라고 한다. 원뇨는 신장의 사구체라는 모세혈관 덩어리에서 보먼주머니로 여과된 소변을 말한다. 원뇨는 보먼주머니에서 세뇨관이라는 관을 지나면서 모세혈관으로 재흡수된다. 그 양은 원뇨의 99%이며 나머지 1%만 방광으로 운반되어 요도를 통해 배설된다. 사람이 보통 하루에 배설하는 소변량은 1~1.5L 정도다.

소변을 생성하는 신장의 구조와 작용은?

신장 안에는 동맥이 있고, 그것이 세분화되어 모세혈관이 실타래처럼 뭉쳐 있는 공 모양 덩어리인 사구체가 된다. 사구체는 보먼주머니라는 주머니로 둘러싸여 있다. 즉 보먼주머니에 수입세동맥이 들어가 사구체가 되었다가 수출세동맥이 되어 나온다. 원뇨를 넣은 보먼주머니에는 세뇨관이 뻗어 있다. 수출

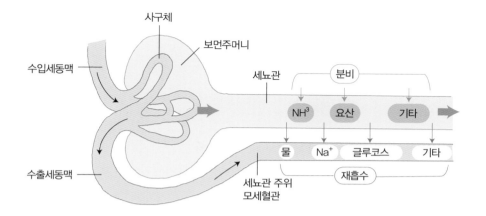

그림 1 첫 소변량과 배출되는 소변량의 차이

원뇨는 하루에 약 150L가 만들어진다. 그중 99%는 몸에 다시 흡수되고 나머지 1%만이 소변으로 배출된다. 그래서 하루 소변량은 대개 1~1.5L 정도다.

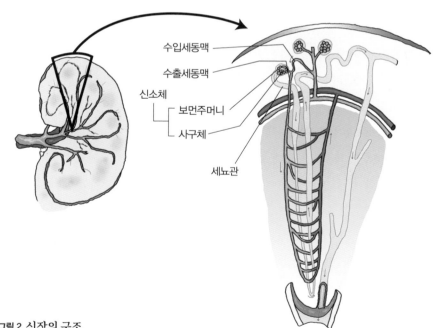

그림 2 신장의 구조

신소체 하나와 그 신소체에 이어지는 세뇨관을 합쳐서 네프론이라고 한다. 신장 하나당 네프론이 약 100만~150만 개 정도 있다고 한다.

세동맥은 다시 세분화되어 모세혈관이 되고, 보먼주머니에서 나온 세뇨관 주위를 둘러싸 세뇨관 안을 지나는 원뇨로부터 물이나 글루코스, 아미노산, 비타민, 나트륨 등을 재흡수한다. 사구체와 보먼주머니를 합쳐 신소체라고 하며 신소체 하나와 세뇨관을 합쳐서 네프론(신장을 구성하는 기본 단위)이라고 한다.

허리에 발생하는 격렬한 통증의 원인은 무엇일까?

요관결석 환자는 격심한 허리 통증에 시달린다. 결석이란 신장 등에 생기는 수산칼슘이나 인산칼슘 덩어리를 말한다. 결석이 신장에서 좁은 요관으로 이동하면 요관이 막혀서 경련이 일어나 신경을 자극하기 때문에 맹렬한 통증을 느끼게 된다. 요관은 신장에서 만들어진 소변을 방광까지 운반한다. 길이 25~30cm, 직경 4~7mm의 평활근성 관이다. 방광에서 몸 밖으로 소변을 옮기는 요도는 하나지만 좌우 신장에서 나오는 요관은 둘이다. 요관은 제1요추가 있는 곳에서 시작하고, 요추의 양쪽을 따라 내려오다가 골반강의 앞쪽에 있는 방광에 도달한다. 이 가느다란 평활근성 요관은 3곳에서 좁아지기 때문에 결석이 쌓이기 쉽다. 허리 부위를 내려가는 요관이 결석 때문에 막히면 허리 통증이 일어난다.

인공 투석으로 무엇을 깨끗하게 할까?

신장은 혈액 안에 있는 노폐물이나 과잉 전해질을 체외로 배출하기 위해 소변을 생성한다. 신동맥을 통해 신장으로 혈액이 들어가면 신장 안에 있는 약 100만~150만 개쯤 되는 네프론에서 혈액에 포함된 불필요한 것을 걸러내어 소변을 만드는 것이다. 혈액이 깨끗해지면 신정맥을 통해 다시 몸으로 돌려보낸다. 소변은 요관·방광·요도를 거쳐 몸 밖으로 배설된다. 그런데 신장 기능이 떨어지면 소변을 만들고 배출하는 일이 원활하게 이루어지지 않는다.(요독증) 요독증에 걸리면 큰일이기 때문에 인공 투석을 한다. 인공 투석은 혈액을 외부로 추출하여 혈액 투과 장치를 이용해 혈액을 깨끗하게 만든 다음, 다시 체내로 집어넣는 일을 말한다.

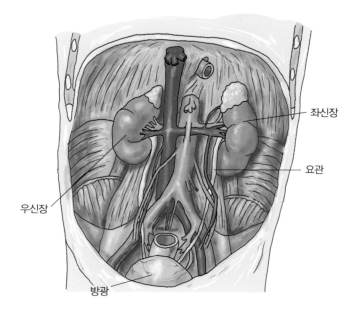

좌신장

요관

우신장

방광

그림 3 허리에 있는 신장

허리 부근에 있는 신장에서 방광으로 소변을 운반하는 관이 요관이다. 요관이 허리뼈(요추)의 양옆
을 지나 내려간다. 요관에 결석이 생겨서 느끼는 통증을 요통이라고 착각하기도 한다.

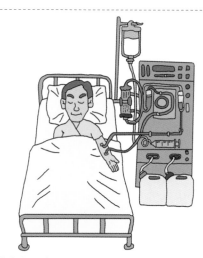

그림 4 신장의 기능을 대신하는 인공 투석

신장은 혈액 속에서 노폐물을 추출한다. 신장의 이런 기능이 저하되었을 경우, 신장으로 가는 혈액
을 몸 밖으로 빼내어 깨끗하게 만든 다음 다시 몸속으로 돌려보낸다.

비장
소화기도 비뇨기도 아닌 장기

비장은 무엇을 하는 곳일까?

비장(지라)은 혈액, 특히 적혈구를 많이 함유하고 있다. 적혈구의 철을 저장하고 오래된 적혈구를 파괴한다. 혈액이 붉은색을 띠는 것은 적혈구 때문이다. 적혈구에는 철을 함유한 색소(헴)와 단백질(글로빈)이 결합한 헤모글로빈이라는 물질이 있다. 적혈구에 함유된 철이 산소와 결합하여 혈액 속의 산소를 운반하는 작용을 한다.

비장은 계통별로 보면 림프구에 속한다. 비장 조직은 적혈구가 충만한 정맥동으로 이루어진 적색수질과 림프구가 모여 있는 백색수질로 구성된다. 노화한 적혈구는 면역을 담당하는 세포인 매크로파지(대식세포)에 의해 파괴된다.

갑자기 뛰면 왜 옆구리가 결릴까?

비장은 오장육부의 일종이다. 오장이란 동양의학에서 간, 심장, 비장, 신장, 폐를 말한다. 비장은 좌우에 있는 폐와 신장과는 달리 간이나 심장처럼 하나만 있는 장기이며 위의 왼쪽 뒤, 즉 왼쪽 옆구리에 위치한다. 왼쪽 옆구리가 아픈 것은 비장이 원인이다.

비장에는 혈액을 축적하는 기능이 있다. 운동을 하면 근육이 많은 산소를 필요로 하기 때문에 산소를 운반하는 혈액을 한꺼번에 많이 보내야 한다. 그런데 갑자기 운동을 하면 비장에 축적된 혈액이 쓰이기 때문에 비장이 갑자기 오므라들어 옆구리가 아프다. 그러니 준비운동을 먼저 하도록 하자.

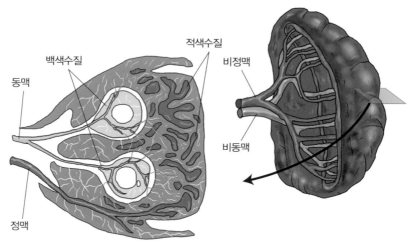

그림1 비장의 구조
비장은 적혈구를 많이 함유하기 때문에 진분홍색을 띤다. 적혈구가 많은 곳을 적색수질, 림프구가 모인 곳을 백색수질이라고 한다.

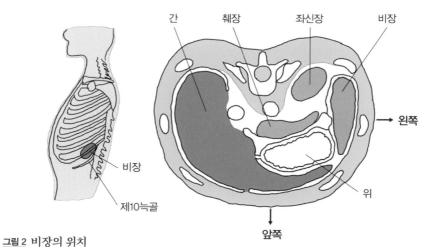

그림2 비장의 위치
비장은 왼쪽 옆구리에 위치한다.

부신

호르몬을 분비하는 내분비샘

부신은 신장에 부속된 비뇨기일까?

부신은 좌우 신장을 위에서 덮고 있으며 명칭을 살펴봐도 신장의 '신'에 '부'(副)라는 글자가 붙어 있다. 하지만 신장과 직접적인 관련은 없다. 기능적으로도 연관이 없으므로 신장의 부속 기관은 아니다. 부신은 호르몬을 분비하는 내분비샘이다. 또한 외측와 내측은 각각 다른 조직이며 서로 다른 호르몬을 분비한다. 외측 조직을 피질이라고 하고 내측 조직을 수질이라고 한다. 부신의 내부 구조를 가리킬 때에도 외측을 부신피질, 내측을 부신수질이라고 한다. 부신피질은 스테로이드 호르몬, 부신수질은 카테콜아민 호르몬을 분비한다.

피부에 바르는 연고·크림과 스테로이드는 어떤 관계가 있을까?

부신피질에서 분비되는 호르몬에는 전해질 코르티코이드·당질 코르티코이드·안드로겐이 있다. 당질 코르티코이드를 일반적으로 스테로이드라고 부른다. 스테로이드는 글루코스(포도당)를 합성하는 당의 생성을 촉진하여 혈당치를 상승시키거나 항염증 작용을 하는 등 다양한 일을 한다. 염증이 확대되는 것을 막거나 모세혈관 투과성이 상승하는 일을 억제하여 국소 부종을 경감하고 항발열 작용이나 진통 작용을 한다. 이런 항염증 작용 때문에 약으로 쓰이기도 한다. 다만 감염을 악화시킬 수 있으므로 스테로이드 연고를 사용하려면 피부과 의사나 약사의 지도에 따라야 한다.

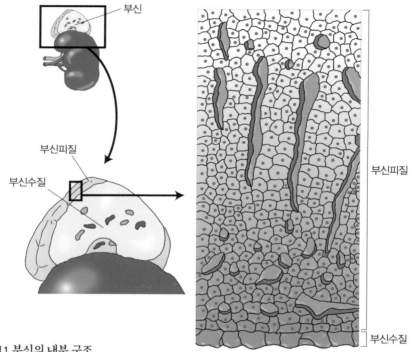

부신

부신피질

부신수질

부신피질

부신수질

그림 1 부신의 내부 구조
신장의 위에 붙어 있어서 부신이라고 불리지만 실은 내분비샘이다. 대뇌의 외측을 대뇌피질, 내측을 대뇌수질이라고 하듯이 부신의 외측을 부신피질, 내측을 부신수질이라고 한다.

연고 12g 【일반의약품】 / 의약품 【피부약/습진·가려움증/습진·가려움증 약 연고】 / 내용물 : 12g
1개에 항염증, 가려움증 진정 작용, 혈행 촉진, 살균 작용의 4가지 효과가 있고 부신피질 호르몬(스테로이드)의 초산덱사메타손의 작용에 의해 습진, 옻 중독에 효과적이다. 소양제 크로타미톤의 작용으로 습진, 피부염에 따른 가려움증을 완화한다. 자극이 적고 환자를 보호하는 유성기제이므로 습진과 건조증, 양쪽에 사용할 수 있다. 의약품.

그림 2 피부에 바르는 연고 설명서(예시)
스테로이드 연고에는 '부신피질 호르몬'이라고 기재되어 있는데 부신피질 호르몬의 일종인 스테로이드는 항염증 작용을 한다.

배꼽과 탯줄
태아와 모체 사이의 연결 고리

배꼽은 필요할까, 필요 없을까?

인간은 어머니의 배 속에 있는 동안, 탯줄로 연결되어 있다. 이 탯줄이 떼어진 흔적이 배꼽이다. 탯줄(제대)은 2cm 정도 굵기에 50~60cm 길이이고 그 속에는 관이 3개 있다. 어머니가 태아에게 보내주는 산소나 영양분을 함유한 혈액을 운반하는 혈관(제정맥)이 하나, 태아가 자신에게 필요 없는 것을 어머니에게 보내는 혈액을 운반하는 혈관(제동맥)이 둘, 이렇게 3개다. 탯줄 속의 혈관에 들어 있는 혈액이 이른바 '제대혈'이며 백혈병 같은 혈액 질환 환자에게 이식하는 의료 행위에 쓰인다. 탯줄은 어머니의 자궁벽에 닿아 있는 태반과 이어져 있다. 태반은 태아가 태어난 뒤에 자궁벽에서 벗겨져 배출된다.

이것을 후산(後産)이라고 한다. 후산으로 어머니와 이어져 있지 않은 태반과 탯줄은 신생아의 배와 이어져 있을 필요가 없다. 그래서 출산한 뒤에는 신생아의 배에서 탯줄을 자른다. 그 흔적이 배꼽이다. 흔적이니까 당연히 아무기능도 하지 않는다. 다만 배꼽은 통증의 원인이나 위치를 짐작할 때 기준점이 된다. 예를 들어 오른쪽 아랫배가 아프다고 해보자. 이때 골반 가장자리 앞쪽의 튀어나온 부분과 배꼽을 이은 선에서 바깥쪽 3분의 1 부근을 눌러서 아주 아프다면 충수염(맹장염)을 의심할 수 있다.

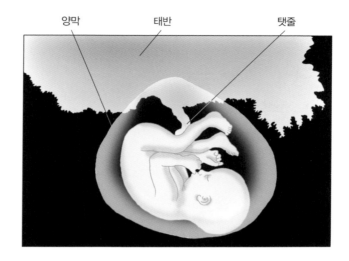

그림 1 태아와 태반을 이어주는 탯줄

태아의 배꼽에서 뻗은 탯줄은 어머니의 자궁벽에 붙어 있는 태반과 연결된다.

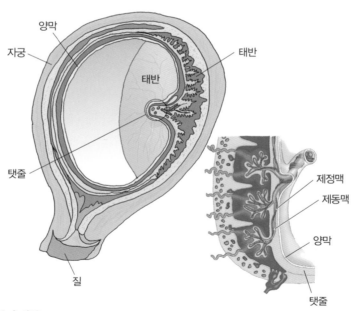

그림 2 탯줄의 내부

탯줄에는 제동맥이 2개, 제정맥이 1개 있다. 제정맥이 운반하는 혈액에는 어머니가 태아에게 공급하는 산소가 들어 있다. 태아의 심장을 향하는 혈관이므로 정맥에 해당한다.

복근

배벽이 되는 근육

배가 갈라지는 건 복근이 발달했기 때문일까?

복근은 가슴과 골반의 앞쪽 뼈에 붙어 있고, 배꼽 양쪽 끝을 세로로 지나는 긴 근육을 말한다. 그래서 복직근이라는 명칭으로 불리기도 한다.

보통 근육은 관절을 둘러싸고 뼈와 뼈를 이어주며, 수축하면서 뼈를 잡아당겨 관절을 움직인다. 뼈에는 수축과 이완을 하지 않는 힘줄이 붙어 있고 힘줄과 힘줄 사이의 근섬유 다발만 수축한다. 이 근섬유 다발이 모이면 팔꿈치를 구부렸을 때 생기는 알통처럼 부풀어 오른다.

복직근이 만약 가슴뼈와 골반뼈에만 힘줄이 붙어 있다면 근섬유 다발이 수축했을 때 배 전체가 알통처럼 부풀어 오를 것이다. 그렇게 되지 않도록 사이사이에 있는 3~4개의 힘줄이 알통을 분산시킨다. 그래서 피하지방이 적고 복직근이 발달한 사람은 배가 갈라진 것처럼 보인다.

개복 수술을 할 때 배 한가운데를 절개하는 이유

개복 수술을 한 사람들 중에는 배 한가운데에 세로줄 모양의 수술 자국이 있는 사람이 많을 것이다. 그곳은 좌우 복직근의 사이에 있는 지점으로 좌우 옆구리 근육이 서로 이어져 있어서 근섬유가 없는 곳이기도 하다.

옆구리 근육은 외복사근, 내복사근, 복횡근으로 이루어져 있다. 위쪽 늑골, 뒤쪽 척추, 아래쪽 골반과 힘줄로 넓게 이어져 있다. 그러나 배에는 뼈가 없기 때문에 옆구리 근육이 끝나는 부분에 힘줄이 막처럼 넓게 펴져 있으며, 배 한 가운데에서 양쪽을 잇는다. 양쪽 힘줄막이 배꼽의 상하, 중앙으로 붙어 있는 곳에는 근육과 신경과 혈관이 거의 없다. 근육과 신경과 혈관에 손상을 최소한으로 줄 수 있으므로 개복 수술을 할 때는 이 부위를 많이 선택한다.

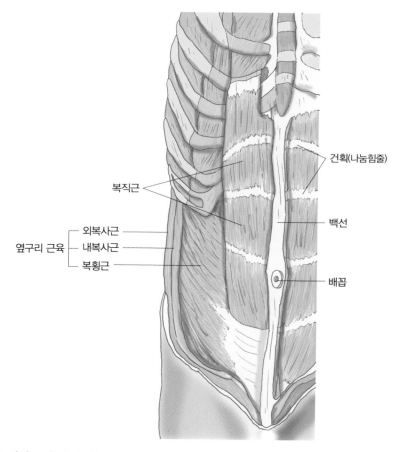

복직근

외복사근
옆구리 근육 — 내복사근
복횡근

건획(나눔힘줄)

백선

배꼽

그림1 배벽을 이루는 복근

배벽을 이루는 근육에는 크게 4종류가 있다. 배꼽의 위아래, 복부 정중앙은 양쪽 옆구리 근육(외복사근, 내복사근, 복횡근)의 힘줄막이 서로 이어져 백선(복부의 좌우 근육 사이를 말한다. – 옮긴이)을 이룬다.

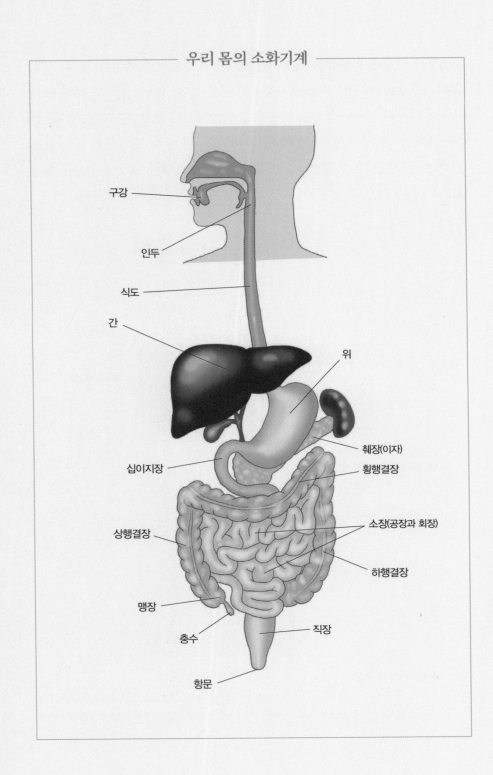

우리 몸의 소화기계

구강

인두

식도

간

위

췌장(이자)

십이지장

횡행결장

상행결장

소장(공장과 회장)

하행결장

맹장

충수

직장

항문

우리 몸의 내분비계

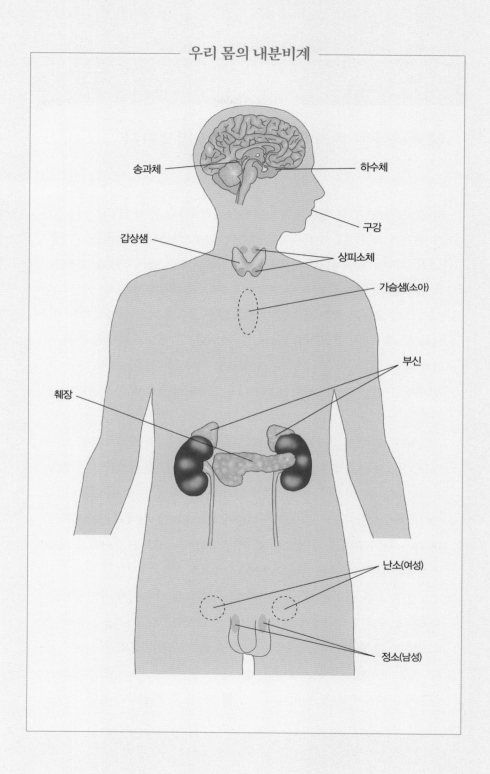

송과체

하수체

구강

갑상샘

상피소체

가슴샘(소아)

부신

췌장

난소(여성)

정소(남성)

헤르니아는 몸의 다양한 부위에 발생한다

허리가 아프면 많은 사람은 헤르니아(추간판탈출증, 흔히 말하는 디스크)가 아닌지 의심한다. 추간판이란 척추뼈 속에 있는 판이다. 척추는 기둥 모양이지만 1개가 아니다. 그 뼈를 추골이라고 하고 목의 추골을 경추(목등뼈), 허리의 추골을 요추(허리뼈)라고 한다. 추골의 앞쪽은 원기둥 모양이고 고리 모양의 뼈가 세로로 이어져 있다. 그런데 바로 이어진 것이 아니라 그 사이에 원반 모양의 연골이 끼어 있다. 그 연골을 추골과 추골 사이에 있는 원반이라고 해서 추간판이라고 한다. 추간판은 뼈가 아닌 연골이며 그 중앙에 있는 수핵이 튀어나와 척수신경을 압박하면 통증이 생긴다.

튀어나오는 것을 헤르니아라고 하는데 수핵뿐 아니라 장기가 본래 있어야 할 곳에서 틈새로 탈출한 경우에도 이 말을 쓴다. 즉 탈장에도 이 말을 쓴다. 사타구니 부분인 서혜부에서 일어나는 탈장을 서혜 헤르니아라고 한다. 장이 튀어나오는 틈새를 서혜관이라고 하는데, 서혜관은 남자아이의 경우, 특히 태아일 때 정소(고환)가 음낭까지 내려오는 길이기도 해서 남자아이에게 일어나기 쉬운 탈장이다.

또 가슴 속을 내려온 식도는 위에 연결되기 위해 가슴과 배 사이에 있는 횡격막을 지난다. 횡격막에 난 이 구멍을 식도열공이라고 한다. 그런데 위의 일부가 횡격막의 식도열공을 지나 가슴 쪽으로 밀려 올라가는 일이 있다. 이를 식도열공 탈장(식도열공 헤르니아)이라고 하며 역류성 식도염을 일으키는 원인이 된다. 그 외에도 배꼽 헤르니아, 즉 배꼽류가 있다.

골반부

남성과 여성은 골반부가 다르다.
직장과 방광은 모두에게 있지만 남성은 전립선이,
여성은 난소·난관·자궁·질이 있다.

골반
화분 모양으로
위아래가 개방되어 있다

골반의 형태는 남성과 여성이 어떻게 다를까?

태아는 어머니의 자궁에서 자라고 태어난다. 그러므로 어머니가 되는 여성의
몸은 남성보다 출산에 적합한 형태를 띤다.

　출산할 때는 자궁에서 자란 태아가 질을 통해 질구에서 어머니의 몸 밖으로
나온다. 그 길을 '산도'라고 한다. 자궁과 질은 골반의 안, '골반강'이라는 공간
에 존재한다. 산도의 출구는 '골반하구'라는 골반의 아래쪽에 있는데, 골반을
구성하는 좌우의 관골이 치골부에서 결합한 곳의 바로 아랫부분이다. 좌우 치
골 사이의 각(角)을 '치골하각'이라고 하며 출산 시 출구가 된다. 남성은 치골
하각이 약 60도이지만 여성은 약 90도로 남성보다 넓다.

회음은 정확히 어디를 말하는가?

'회음'(會陰)은 양쪽 넓적다리 사이의 부위를 말하며 샅 또는 사타구니라고도
한다. 여성은 이곳에 질구를 비롯해 구멍이 3개 있다. 남성은 1개뿐인데, 여성
에게도 있는 항문이다. 항문은 직장의 출구다.

　좀 더 자세히 살펴보면 여성에게는 산도의 출구인 질구와 질구 앞에 위치한
요도의 출구인 외요도공(바깥 요도 구멍)이 있다. 남성에게는 질구가 없으니까

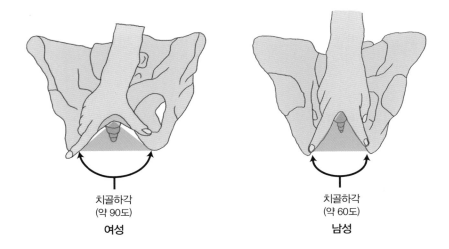

치골하각
(약 90도)
여성

치골하각
(약 60도)
남성

그림1 여성과 남성의 골반 형태의 차이점
출산을 경험하는 여성은 산도의 출구가 되는 치골하각이 넓고, 출산을 하지 않는 남성은 좁다.

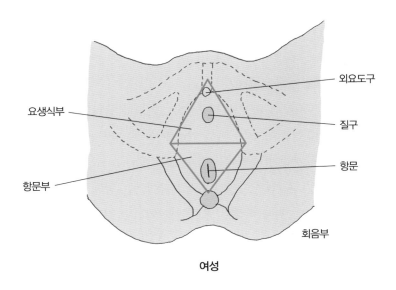

요생식부

항문부

외요도구

질구

항문

회음부

여성

그림2 회음에 있는 몸의 출구
사타구니에 있는 회음은 여성의 경우, 앞쪽에 요도와 질이 있는 요생식부와 뒤쪽에 항문이 있는 항문부로 구성된다.

구멍이 2개인가 하면 그렇지 않다. 남성은 요도가 음경의 끝부분인 귀두에 있으며 음경 안을 지난다. 외요도공이라는 구멍이 회음에 없으며 단지 항문만 있다.

골반 입구 모양이 하트형인 것은 남성과 여성 중 어느 쪽일까?

남성이다. 골반 입구는 앞쪽이 치골결합으로 닫혀 있는 골반강의 윗부분을 가리킨다. 골반강에는 방광과 직장이 있고, 여성의 경우 자궁과 질도 있다. 자궁 안에서 태아는 뼈로 둘러싸인 골반강에서 주위가 뼈로 둘러싸이지 않은(척추 제외) 복강으로 밀려 올라가 점점 커진다. 그렇게 열 달을 채워 어머니의 배에서 나올 때 태아는 다시 한번 골반강 내부를 지난다. 즉, 골반강은 골산도(骨産道)이기도 하다. 그러므로 골산도의 입구인 골반상구가 넓어야 출산을 할 때 태아가 그곳으로 쉽게 들어갈 수 있다.

원형은 주변 거리가 같고 면적이 넓다. 여성의 골반상구는 원형에 가까운 횡타원형이다. 반면 남성의 골반상구는 뒤쪽에 있는 천골 추체의 윗부분 가장자리가 안으로 쑥 들어간 하트형이다.

왜 여성의 엉덩이가 더 크게 보일까?

골반의 뒷벽이 되는 천골과 미골의 차이(굽은 정도)가 남녀 엉덩이의 크기에 영향을 미친다. 두 발로 서서 걷기 위해 인간의 척주는 정강이와 허리가 앞쪽으로 활처럼 굽었고, 가슴과 엉덩이는 뒤쪽으로 활처럼 굽었다. 가슴과 엉덩이의 뒷부분이 굽으면 흉강(가슴우리)과 골반강이라는 바구니 모양의 공간이 넓어진다. 골반강에는 방광과 직장이 있고, 여성이라면 질과 자궁도 있다.

그곳은 출산 시에 산도가 되는데, 골산도의 입구(골반상구)·통로·출구(골반하구)가 모두 넓어야 태아가 지나가기 쉽다. 골산도는 통로와 출구의 뒷벽이 되는 엉덩이의 뒤쪽으로 활처럼 굽으며 내려가고, 이때 더욱 넓어진다. 엉덩이의 뒤쪽으로 크게 굽으면 엉덩이가 커 보인다.

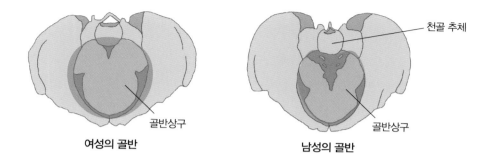

천골 추체

골반상구

골반상구

여성의 골반

남성의 골반

그림 3 골반상구의 남녀 차이
골반상구는 출산 시 태아가 지나가는 산도의 입구이기 때문에 여성은 넓은 편이고 원에 가까운 모양이지만 남성은 그보다 좁은 하트 모양이다.

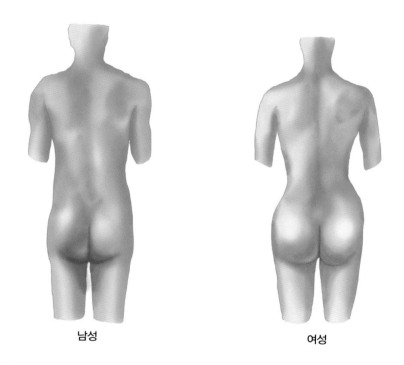

남성

여성

그림 4 남녀에 따른 엉덩이의 크기
골산도의 뒷벽이 되는 선미부가 뒤로 젖혀지면 산도가 넓어진다. 이 때문에 여성의 엉덩이는 뒤로 튀어나오고 남성보다 크게 보인다.

고릴라보다 엉덩이가 커 보이는 인간

인간의 특징 중 하나가 이족 직립보행이다. 개나 고양이처럼 네 발이 아니라 두 다리가 곧게 뻗어 있다. 직립한다는 것은 고관절이 곧게 뻗어 있다는 뜻이다. 고관절을 뻗어 있게 하는 근육이 엉덩이 근육이며 엉덩이 부위를 둔부라고 한다. 또 그 부위의 근육을 둔근이라고 한다. 둔부에는 역할과 크기가 다른 3종류의 근육이 있는데 대둔근, 중둔근, 소둔근이라고 불린다.

그중 대둔근은 인간이 직립할 때 가장 중요한 역할을 한다. 고관절을 쭉 뻗게 하는 근육인 것이다. 발달한 대둔근은 엉덩이 크기를 도드라지게 한다. 인간과 닮은 고릴라나 원숭이를 보면 걸을 때는 손을 땅에 짚고 네 발로 걸어서 고관절이 굽어 있다. 그래서 대둔근이 사람만큼 발달하지 않아 사람과 비교하면 몸집에 비해 엉덩이가 작게 보인다. 동물원에서 한번 관찰해보기 바란다.

골반 안에 있는 근육

우리는 걸을 때 넓적다리를 올려서 고관절을 구부린다. 이때 고관절 뒤쪽에서 늘어나는 대둔근과 반대로 움직이는 다른 근육을 사용한다. 구부리는 동작을 하는 이 근육은 고관절 앞에 있다. 고관절 위에서부터 골반을 지나 대퇴골(넓적다리뼈)까지 붙어 있는 이 근육을 장요근이라고 한다. 대퇴골을 끌어 올리는 장요근은 관절 1군데가 아니라 2군데에서 시작한다.

허리에 손을 올리면 골반의 윗부분 가장자리가 닿는다. 허리가 쏙 들어간 곳의 내부에는 창자가 들어 있다. 창자가 있는 골반 부분의 뼈를 장골(腸骨)이라고 하며, 여기서 시작되는 근육을 장골근이라고 한다. 또 골반의 등 쪽 윗부분에는 요추가 있다. 요추에서 시작되는 근육을 대요근이라고 한다. 장요근은 장골근과 대요근이 합쳐져서 고관절을 지나 대퇴골에 붙는 근육이다. 장요근은 배 속 깊은 곳에 있는 속근육(inner muscle) 중 하나다.

원래는 뼈 3개였던 관골

좌골신경통이라는 말이 있는데 좌골은 뼈의 이름이다. 딱딱한 곳에 앉아 엉덩

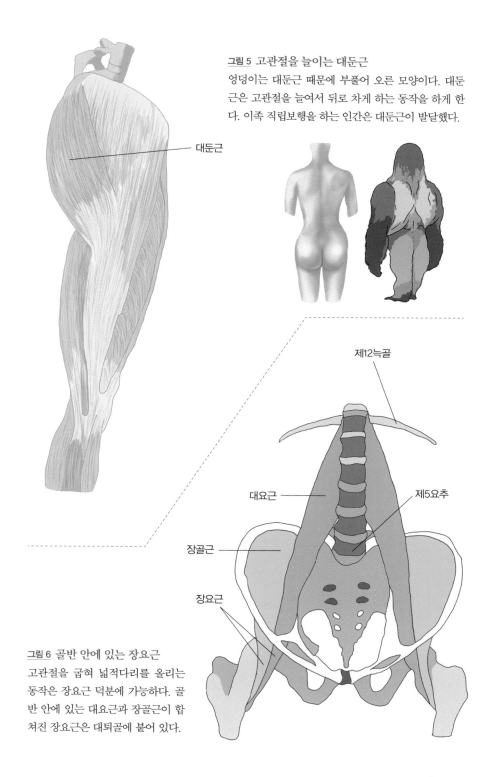

그림 5 고관절을 늘이는 대둔근
엉덩이는 대둔근 때문에 부풀어 오른 모양이다. 대둔근은 고관절을 늘여서 뒤로 차게 하는 동작을 하게 한다. 이족 직립보행을 하는 인간은 대둔근이 발달했다.

대둔근

제12늑골

대요근

제5요추

장골근

장요근

그림 6 골반 안에 있는 장요근
고관절을 굽혀 넓적다리를 올리는 동작은 장요근 덕분에 가능하다. 골반 안에 있는 대요근과 장골근이 합쳐진 장요근은 대퇴골에 붙어 있다.

이를 움직거려보면 좌우에 딱딱한 뼈가 느껴질 것이다. 그것이 좌골이다. 자리보전한 사람이 몸의 위치를 이리저리 바꾸지 않으면 욕창이 생기는 부위이기도 하다.

한편 엎드리면 골반 앞쪽이 바닥에 닿는데, 온천 같은 곳에서 벌거벗었을 때 가리는 부끄러운 부분이기도 해서 치골(恥骨)이라고 한다. 그리고 양 허리에 두 손을 대면 골반 가장자리가 만져진다. 그 안쪽에 창자가 있다고 해서 그 뼈를 장골이라고 한다. 어릴 때에는 좌골·치골·장골이 제각기 커지다가 성장이 끝나면 합쳐져 큰 뼈 하나가 된다. 이 뼈를 관골이라고 한다.

닫힌 구멍인 폐쇄공

폐쇄공은 관골에 나 있는 '구멍'이다. 골반을 구성하는 뼈의 무게를 덜어주기 위해 구멍이 나 있는 것이라고도 한다. 그런데 구멍은 뚫려 있기 마련인데 왜 닫힌 구멍이라고 부를까?

넓적다리 안쪽에서 무릎 위까지의 부분이 마비되거나 아프고, 허벅다리에 힘을 주면 안쪽 허벅지를 중심으로 강한 통증이 느껴지는 '폐쇄신경통'이라는 질환이 있다. 이 질환은 폐쇄신경을 압박하거나 잡아당기는 자극이 가해져 생기는데 이때에도 '폐쇄'라는 용어가 쓰인다.

폐쇄신경은 폐쇄공을 지나간다 하여 '폐쇄'라는 이름이 붙었다. 폐쇄공에는 폐쇄동맥과 폐쇄정맥이 지나간다. 이렇게 길이 열려 있으니까 지나갈 수 있는데 왜 '폐쇄'라고 할까?

사실 뼈에는 구멍이 뚫려 있지만 이 구멍은 폐쇄막이라는 막으로 덮여 있다. 그런데 이 막은 완전히 닫혀 있지 않고 혈관과 신경이 지나가는 틈이 있다.

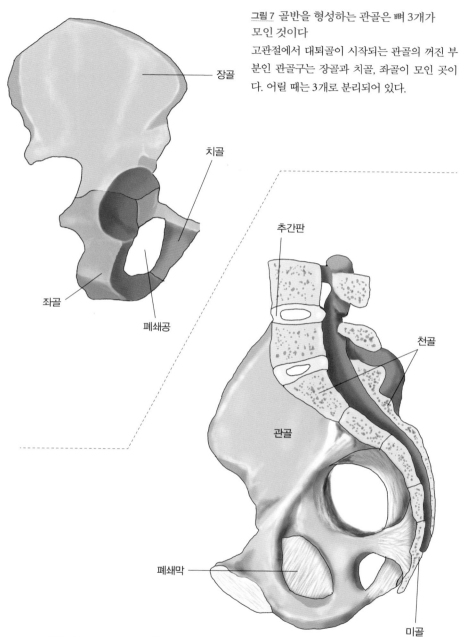

그림 7 골반을 형성하는 관골은 뼈 3개가 모인 것이다

고관절에서 대퇴골이 시작되는 관골의 꺼진 부분인 관골구는 장골과 치골, 좌골이 모인 곳이다. 어릴 때는 3개로 분리되어 있다.

장골

치골

좌골

폐쇄공

추간판

천골

관골

폐쇄막

미골

그림 8 관골에 있는 큰 구멍, 폐쇄공

폐쇄막으로 닫혀 있는 구멍. 그 구멍을 통과하는 신경과 동맥, 정맥은 각각 폐쇄신경, 폐쇄동맥, 폐쇄정맥이라 불리고 폐쇄막에서 시작되는 근육도 내폐쇄근과 외폐쇄근이라 불린다.

직장과 항문

소화관의 마지막 부분

직장과 대장은 별개?

직장은 대장의 일부다. 골반의 뒤쪽 가운데를 내려오는 소화관의 마지막 부분인데, 그 출구가 항문이다. 항문은 소화관의 출구이므로 항문의 안쪽은 음식물과 찌꺼기, 변과 접하는 점막으로 이루어져 있다. 그런데 점막은 끝부분인 구멍까지 도달하지 않는다. 구멍의 가장자리에서 안쪽으로 엉덩이 피부가 붙어 있다.

이 피부와 점막의 경계 부분을 항문판 또는 치대라고 하며, 고리 모양의 융기부가 있다. 그 위에는 세로 방향으로 된 점막 주름 덩어리가 있는데 이것을 '항문주'라고 한다. 이 점막의 아래에는 가는 정맥들이 풍선 다발처럼 발달한 '직장정맥총'이 있다. 치질에 걸렸을 때 출혈이 일어나기 쉬운 부위다.

치핵의 '치'는 치질의 치?

항문에 관한 고민 중 치질을 빼놓을 수 없다. 치질은 마룻바닥에서 좌선하는 승려가 걸리기 쉬워서 옛날에는 절에서 걸리는 병이라고 불렀는데, 그래서인지 치질 치(痔)는 병질엄(疒) 부수에 절 사(寺)가 붙은 한자다.

치질 질환 중 대표적인 것이 치핵(痔核)이다. 치핵은 변비 때문에 힘을 주거

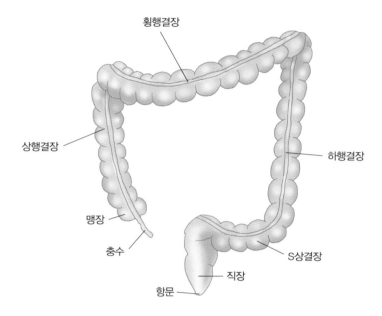

그림1 대장의 마지막 부분인 직장

소화관의 마지막 부분인 대장은 맹장·결장·직장으로 구분된다. 직장은 소화관의 끝부분이고 출구가 항문이다.

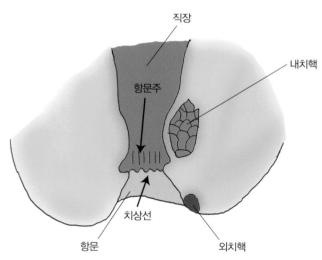

그림2 항문의 구조와 치질

치핵은 크게 직장 쪽에 생기는 내치핵과 항문 쪽에 생기는 외치핵으로 나뉜다.

나 항문에 부담을 주면, 그 부분의 혈류가 나빠져 충혈되거나 혈관이 찢어져 출혈이 생긴다. 점막이 부풀면 항문 안에서 덩어리를 이루어 항문 밖으로 튀어나오기도 한다. 장시간 앉아 있거나 서 있는 등 같은 자세로 계속 있으면 충혈이 일어난다. 그러므로 허리를 쭉 펴거나 자세를 자주 바꾸고 가볍게 걷는 습관을 들여 충혈을 예방하자.

2종류인 항문괄약근은 어떻게 다를까?

직장의 출구에 있는 항문괄약근은 안팎의 이중으로 되어 있다. 내(內)항문괄약근은 장과 마찬가지로 자율신경 작용에 의해 저절로 엉덩이를 조이는 내장근이다. 반면 외항문괄약근은 수의근으로 스스로 엉덩이를 조일 수 있는 수의근이다. 내항문괄약근은 평소에는 항문을 닫고 있다가 변이 결장에서 직장으로 이동하면 변의를 느껴 이완된다.(위결장 반사)

그러면 수의근인 외항문괄약근이 항문을 조여서 변이 나오지 못하게 한다. 배변을 할 때 배에 힘을 주면 직장이 변을 밀어내고, 외항문괄약근이 이완되면서 변이 항문 밖으로 배출된다. 나이가 들어 직장과 내항문괄약근, 외항문괄약근의 기능이 떨어지면 변실금이 생긴다.

내장근과 수의근은 다른 근육일까?

사람은 소나 돼지의 소장, 위, 대장, 간 등을 푹 삶아 먹기도 한다. 닭의 심장, 위, 자궁 등 여러 부위도 먹는데, 이런 내장의 벽을 내장근이라고 한다. 다만 알통이나 종아리 같은 손발의 근육과는 종류가 다르다. 손발의 근육은 관절을 움직이고 뼈와 붙어 있다는 점에서 골격근이라고 한다.

골격근(횡문근)은 자신의 의지에 따라 움직일 수 있는 수의근이지만 내장근(평활근)은 자신의 의지와 상관없이 어떤 조건에 반응하여 움직인다. 즉 자율신경이 지배하는 불수의근에 속한다.

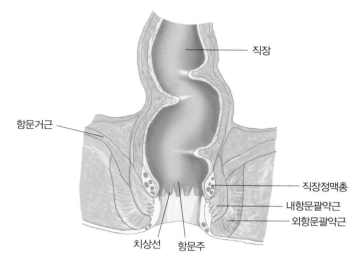

직장

항문거근

직장정맥총

내항문괄약근

외항문괄약근

치상선　항문주

그림 3 소화관의 출구, 항문에 있는 괄약근

대부분의 소화관 벽이 윤주근인 것처럼 내항문괄약근도 불수의근인 내장근으로 이루어졌다. 반면 외항문괄약근은 수의근이다.

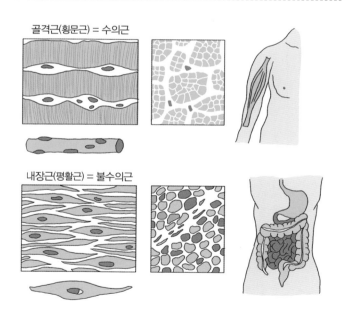

골격근(횡문근) = 수의근

내장근(평활근) = 불수의근

그림 4 골격근과 내장근의 근조직

골격근은 횡문근섬유로 이루어져 있다. 따라서 체성신경(감각신경과 운동신경 - 옮긴이)의 지배를 받는 수의근이지만, 내장근은 평활근섬유로 이루어져 있어 자율신경의 지배를 받는 불수의근이다.

요도

소변을 배출하는 통로

소변을 참으면 방광이 터진다는 게 정말일까?

소변 때문에 터지진 않는다. 그러나 방광이 소변으로 가득 차 있을 때 아랫배를 차이거나 넘어져서 딱딱한 물체에 부딪치는 등 예기치 못한 외부 힘을 받으면 쉽게 터진다. 소변을 담는 주머니 모양의 기관인 방광은 통상 400mL의 용량이지만 약 8,000mL까지 수용할 수 있다. 점막과 평활근, 장막으로 이루어진 방광 벽은 소변량이 많아질수록 고무풍선처럼 얇아진다. 예를 들어 가장 안쪽 점막은 이행상피로 되어 있어 소변이 없을 때는 4~6겹이지만 많은 양의 소변이 담기면 1~2겹으로 변한다. 소변이 고일수록 방광 벽이 얇아지기 때문에 부풀어서 얇아진 고무풍선을 바늘로 찌르면 쉽게 터지듯이 예기치 못한 외부 힘으로 터질 수도 있다.

남성과 여성 중 누가 더 요도염에 잘 걸릴까?

여성이다. 요도염은 장에 서식하는 세균이 항문에서 요도에 도달해 염증을 일으키는 것이다. 요도는 방광에서 외요도구에 이르는 길로 소변이 지나간다. 그런데 여성은 항문 바로 옆에 외요도구가 있지만 남성은 음경의 끝과 항문이 떨어져 있어서 세균이 요도에 도달하는 경우가 적다. 이 때문에 요도염에 걸릴 가능성이 여성보다 낮다. 또한 요도 길이도 여성은 3~4cm이지만 남성은 음경 내부를 지나 16~18cm에 이른다. 그렇기 때문에 여성 요도염 환자의 대부분이 방광염을 함께 앓지만 남성 요도염 환자는 거의 방광염에 걸리지 않는다.

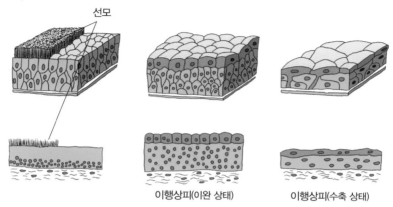

이행상피(이완 상태)　　　　이행상피(수축 상태)

그림1 다양한 상피조직 중 하나인 이행상피
피부나 점막 등을 구성하는 상피조직에도 다양한 종류가 있다. 이행상피는 기능에 따라 두께가 변하는 상피조직을 말한다.

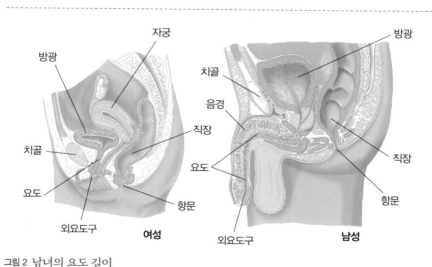

그림2 남녀의 요도 길이
여성은 두 넓적다리 사이의 회음에 출구(외요도구)가 있는 반면, 남성은 음경 끝에 출구가 있어 음경 안을 지나는 요도 길이가 여성보다 길다.

남성의 생식기
정자를 생성해서 운반한다

나이 먹은 남성의 배뇨 활동은 이것 때문에 방해받는다?

바로 전립선이다. 전립선 비대증에 걸리면 소변 줄기가 약해지고, 소변이 나오기까지 시간이 걸린다. 배뇨를 할 때 힘을 줘야 하거나 화장실에 빈번하게 가는 빈뇨 증상이 나타난다. 남성의 경우 요도는 방광에서 곧바로 전립선을 통과한다.

전립선은 남성의 생식기관으로 방광 바로 밑에 위치하는 밤 정도 크기의 분비샘이다. 사정을 할 때 알칼리성 액체를 분비하는데, 이 때문에 정액 특유의 냄새가 나며 정자의 운동성을 높이기도 한다. 전립선액을 운반하는 15~20개의 작은 전립선관은 전립선 안을 지나는 요도에 열려 있다. 나이를 먹어 고령자가 되면 생리 변화를 겪는다. 이 탓에 전립선이 커지는 일이 많고, 전립선 내부를 지나는 요도를 압박해서 요도 협착이나 배뇨 곤란이 쉽게 일어난다.

정관은 어디와 연결될까?

요도와 연결된다. 정소상체(부고환)도 음낭 안, 즉 체강(체벽과 내장 사이에 있는 빈 곳) 밖에 있지만 정소상체관(부고환관)에서 시작되는 정관(정자를 운반하는 통로)은 허벅지의 서혜관(샅굴)이라는 공간을 통해 배 속으로 들어간다. 넓

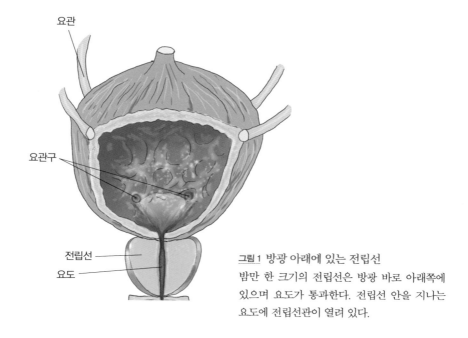

요관

요관구

전립선
요도

그림1 방광 아래에 있는 전립선
밤만 한 크기의 전립선은 방광 바로 아래쪽에
있으며 요도가 통과한다. 전립선 안을 지나는
요도에 전립선관이 열려 있다.

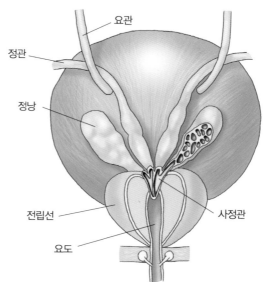

요관

정관

정낭

전립선

요도

사정관

그림2 정자를 운반하는 정관의 이동 경로
사정할 때 정자는 음경 끝의 외요도구에서 나온다. 정소에서 생성된 정자는 정관을 지나 전립선 안
을 통과하는 요도로 들어가고, 음경 안에 있는 요도로 보내진다.

적다리에서 배 속으로 들어간 정관은 방광 위에서 뒤로 돌아가 전립선에 도달한다. 전립선에 도달하기 직전에 정관은 확장하여 팽대부(膨大部)가 된다. 이 정관과 정관팽대부는 정자를 저장하는 장소이기도 하다.

전립선은 직경 약 4cm의 작고 둥근 근육성 기관으로 방광 아래에 위치한다. 방광에서 이어지는 요도가 전립선 안을 지나는데, 요도에는 정관에서부터 형성된 사정관이 열려 있다.

음낭에 정소가 들어 있지 않다?

음낭은 남성의 사타구니에 있는 주머니이며 안에 구슬이 들어 있다. 구슬은 정자를 만드는 정소를 말하며, 음낭은 아랫배의 피부가 늘어난 주머니로 정소를 넣어두는 장소다. 음낭의 피부에는 피하지방이 없고 평활근층으로 수축과 이완을 통해 온도 조절을 한다.

태아기에 정소는 신장 바로 아래에서 만들어진다. 정소는 정자를 만드는데 정자는 체온보다 섭씨 2~3도 낮은 환경이 아니면 잘 형성되지 않는다. 그래서 정소는 배 속에서 아래로 이동하며 출생할 때 음낭까지 내려간다. 음낭은 밖으로 노출되어 있어서 체내보다 온도가 다소 낮기 때문이다. 이것을 정소하강이라고 한다. 그런데 도중에 정소가 이동하지 않아서 음낭에 정소가 들어가지 않는 경우가 있다. 이를 정류정소(잠복고환)라고 하는데 신생아의 3~5%에 나타난다. 남아의 생식기 이상 중 가장 많은 질환이다.

탈장도 헤르니아라고 한다던데 정말일까?

헤르니아라고 하면 보통 추간판 헤르니아(추간판탈출증)를 떠올린다. 헤르니아는 라틴어로 탈출, 돌출이라는 뜻이며 무언가 있어야 할 곳에서 틈새를 통해 튀어나왔을 경우에 쓴다.

복부 내장은 복근벽에 둘러싸여 있다. 그런데 복근벽 틈새에서 배 밖으로 내장이 튀어나온 것도 헤르니아라고 한다. 장이 튀어나온 탈장도 헤르니아의 일종이다. 사타구니 부근에는 서혜관이라고 부르는 관 모양의 공간이 있다.

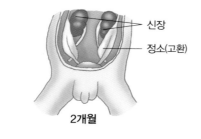

그림 3 정소는 원래 몸 안에 있다
태아기에 신장의 바로 아래에서 생성된 정소는
태어나기 전에 서혜관을 통해 음낭 안으로 내
려온다.

신장
정소(고환)
2개월

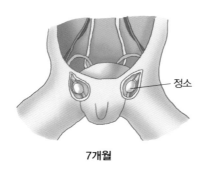

정소
7개월

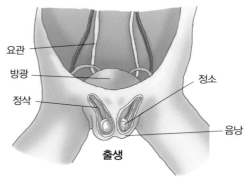

요관
방광
정삭
정소
음낭
출생

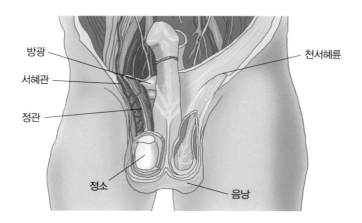

방광
서혜관
정관
천서혜륜
정소
음낭

그림 4 정소가 내려오는 길인 서혜관
사타구니, 즉 서혜부에는 복강내와 피하를 연결하는 서혜관이 있다. 남성은 정삭(정소의 위쪽 끝에
서부터 사타구니의 안쪽 끝 사이에 있는 끈 모양의 조직-옮긴이)이, 여성은 자궁원삭(자궁을 고정하는
인대 중 하나-옮긴이)이 서혜관을 지나간다.

태아기에 배 속에 있던 정소가 하강하여 음낭으로 가는 길이다. 서혜관을 따라서 장이 튀어나온 것을 서혜 헤르니아(서혜부 탈장)라고 한다.

정소 안은 관투성이!

음낭에는 정자를 생성하는 정소가 들어 있는데 정소 안에는 관이 빽빽하게 차 있다. 그 관을 세정관이라고 하며 세정관 벽에서 정자가 생성된다. 세정관을 자세히 살펴보면, 각 정소에는 가느다랗고 꼬불꼬불한 약 800개의 곡세정관이 있다. 이 관의 길이는 약 80cm 정도로 다 합치면 거의 600m나 된다.

곡세정관은 U자 형태인 직세정관이 되고, 직세정관들이 이어져 정소망이 된다. 정소망에서 15~20개의 정소수출관이 형성된다. 정소 윗부분에서 뒤쪽에 걸친 부분을 정소상체라고 하고, 정소상체 내부에는 정소상체관이라는 꼬불꼬불하게 접힌 약 7m 정도의 가는 관이 지난다. 또한 정소상체의 아래쪽 끝에는 정관이 있다. 세정관에서 생긴 정자는 세정관에 이어진 정소수출관, 정소상체관, 정관을 통하여 배출된다.

난자는 1개뿐, 난자를 둘러싸는 정자는 대략 몇 개일까?

배란되어 팽대부로 이동한 난자의 주위를 100개 정도의 정자가 둘러싼다. 그러나 난자와 수정되는 것은 1개뿐이다. 정자 하나와 난자가 수정되면 다른 정자는 수정할 수 없도록 난모세포의 세포막이 변한다. 100개가 도달했는데 99개는 그 역할을 다하지 못하는 것이다. 하지만 난자 주위에 도달한 100개도 1만 개 중에서 살아남은 정자다.

통상 사정 한 번에 여성의 질 안으로 방출되는 정자는 2억 개라고 한다. 그 중 자궁 내부를 지나 난관으로 들어가는 것은 1만 개 정도이고, 1만 개 중 난관팽대부까지 도달할 수 있는 것은 100여 개에 불과하다. 정자의 생존 경쟁은 이토록 치열하다.

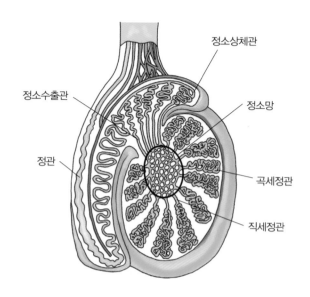

정소상체관

정소수출관

정소망

정관

곡세정관

직세정관

그림 5 정소 안에 질서정연하게 들어 있는 관, 정관
몸 바깥쪽에 있는 음낭 내의 정소에서 생성된 정자는 정관과 요도를 지나 외요도구에서 사정된다.
정관은 서혜관을 지나 체내로 들어가고 전립선 안에 있는 요도로 이어진다.

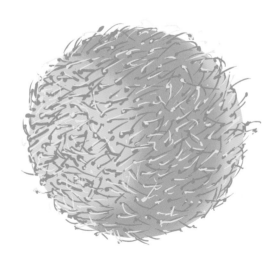

그림 6 난자를 둘러싼 100여 개의 정자
난자는 한쪽 난소에서 1개가 배란되지만 정자는 여성의 질 내에 2억 개나 사정된다. 그러나 그중
난관팽대부에 있는 난자에 도달하는 것은 100여 개에 불과하다.

여성의 생식기

난자를 생성하고
수정란과 태아를 키운다

자궁벽의 혈관은 나선형을 그린다

자궁 안에서 태아는 처음에 0.1~0.2mm의 수정란에 불과하다. 그러다 4개월 만에 16cm, 10개월이면 50cm로 성장한다. 자궁은 원래 뼈로 둘러싸인 골반 안에 있다. 그러나 태아는 그곳에서 크게 자랄 수 없기 때문에 뼈로 둘러싸이지 않은 배 쪽으로 밀고 올라간다.

4개월 무렵부터 아랫배가 나오고 9개월이면 자궁의 윗부분이 명치 부근까지 도달해 배가 커진다. 이처럼 태아가 성장함에 따라 자궁도 커지는데, 자궁 벽을 따라 존재하는 혈관도 벽과 함께 늘어난다. 이렇게 나중에 늘어날 것을 상정하여 혈관은 태아일 때부터 헤어드라이기의 코드처럼 나선형으로 자궁 벽에 배치되어 있다.

배란되는 난자는 1개인데 난자의 근원인 원시난포는 몇 개일까?

원시난포의 수는 태어날 때는 약 200만 개에 이른다고 한다. 그러다가 생식 가능한 사춘기에는 30만~40만 개로 감소한다. 월경 주기에 맞추어 매월 15~20개의 난포가 성숙해지면 1개의 그라프난포(성숙난포)가 되어 난관 안에 1개의 난자를 배란한다.

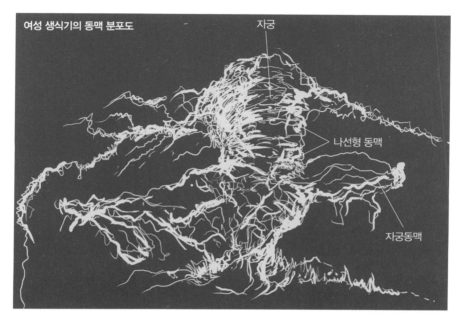

그림1 자궁벽에 분포하는 나선형 동맥

임신하여 태아가 성장하면 자궁도 자연스레 커진다. 이때 자궁의 동맥도 커져야 하므로 나선형 동맥이 자궁벽에 분포되어 있다.

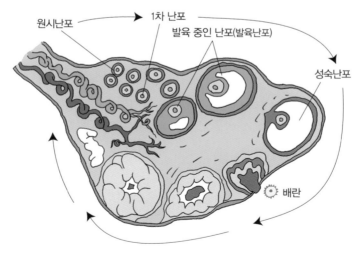

그림2 난소 안에 있는 난자의 근원

위 그림은 태어날 때에 이미 있었던 원시난포가 배란되기까지의 과정을 그렸다.

월경 주기는 28일이므로 1년에 난자 13개가 배란된다. 12세에 초경을 하고 50세에 폐경을 한다고 가정하면 평생 500개 정도의 난자를 배란하는 셈이다. 사춘기에 30만~40만 개였던 원시난포는 1번 배란할 때마다 수백 개에서 1,000개씩 퇴축·소멸한다. 그리하여 폐경 후에 난소에는 난포가 남아 있지 않다.

여성에게도 있는 서혜관

서혜관은 남성의 정소가 내려오는 길이다. 정소가 음낭으로 내려간 뒤에는 정관, 정소동맥, 정소정맥이 합류된 정삭이 지나간다. 그런데 서혜관은 여성에게도 있다. 다만 난소가 하강하지는 않으며 난관도 골반 안에 있다. 그러면 무엇이 서혜관을 지나가는 것일까?

여성의 서혜관 안에는 자궁원삭이라고 하는 끈 모양의 인대가 있다. 이 인대는 그 이름에서 알 수 있듯 자궁과 관련이 있다. 자궁은 골반 안에 앞쪽으로 기울어진 모양으로 위치하는데 자궁원삭은 그 위치를 고정하는 인대 중 하나다. 자궁원삭은 자궁의 바깥쪽 가장자리에서 시작해 앞쪽을 따라 서혜관을 지나고, 골반 밖으로 나와서 대음순의 피하조직 속으로 들어가 끝난다.

남자에게는 없는 구멍이 무엇일까?

소변이 나오는 외요도구, 대변이 나오는 항문은 남녀 모두에게 있다. 그러나 질구는 여성에게만 있으며 질구는 출구뿐 아니라 입구 역할도 한다. 먼저 질구는 태아가 태내에서 바깥세상으로 나올 때 이용하는 산도의 출구가 된다. 질구 내부에는 탄성이 있는 근육성 관인 질이 있다.

질은 외자궁구부터 자궁강으로 이어진다. 월경 주기에 따라 자궁벽의 자궁내막이 떨어져 월경혈이 배출되는데, 질은 월경혈이 배출되는 통로 역할도 한다. 입구인 질구와 질은 성교 중에 남성의 음경이 들어가는 교접기 역할을 한다. 난소에서 배란되어 난관으로 이동한 난자에 정자가 들어가야만 수정이 이루어진다.

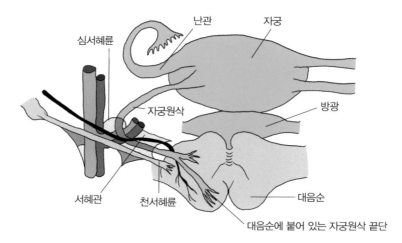

그림 3 여성의 사타구니에 있는 서혜관을 지나가는 자궁원삭
여성의 자궁을 고정하는 자궁원삭은 사타구니, 즉 서혜부에 있는 서혜관을 지나 대음순에서 끝난다.

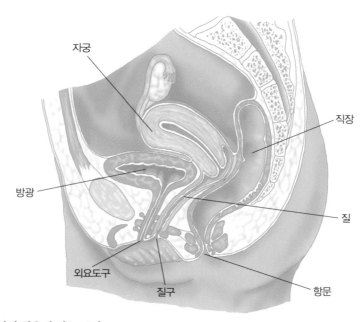

그림 4 여성의 회음에 있는 구멍
자궁강에서 이어지는 질강의 출입구인 질구는 외요도구와 항문 사이에 있는 것으로, 여성에게만 있다.

우리 몸의 비뇨기계

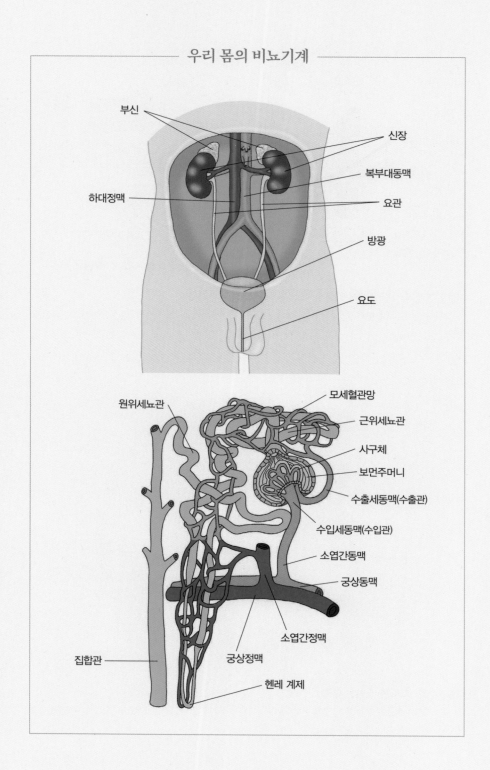

부신

신장

복부대동맥

하대정맥

요관

방광

요도

원위세뇨관

모세혈관망

근위세뇨관

사구체

보먼주머니

수출세동맥(수출관)

수입세동맥(수입관)

소엽간동맥

궁상동맥

소엽간정맥

궁상정맥

집합관

헨레 계제

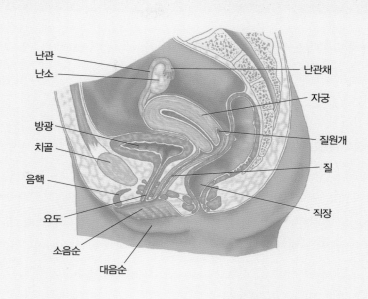

난관 — 난관채
난소 — 자궁
방광 — 질원개
치골 — 질
음핵 — 직장
요도
소음순
대음순

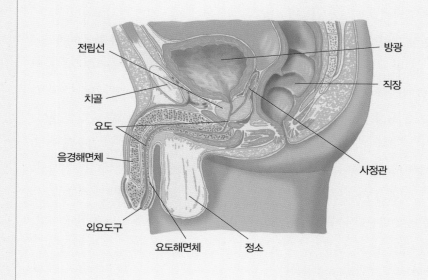

전립선 — 방광
치골 — 직장
요도
음경해면체 — 사정관
외요도구
요도해면체 — 정소

사람에게도 있는 꼬리뼈, 미골

유인원이라고 불리는 고릴라, 침팬지, 오랑우탄 등에게는 꼬리뼈가 없다. 물론 사람도 엉덩이에 꼬리가 달려 있지 않다. 하지만 수정란에서 변화하는 배아 시기에는 꼬리가 있으며 그 꼬리는 태아로 발전하면서 흡수된다. 그러므로 아기에게는 꼬리뼈가 없다. 그러나 골격을 보면 그에 해당하는 부분이 존재한다. 엉덩방아를 심하게 찧고 나서 "아파! 꼬리뼈를 찧었나 봐."라고 하는 말을 들어본 적이 있을 것이다. 이 꼬리뼈를 미골이라고 한다. 일단 사람에게도 꼬리뼈가 있긴 있다. 개나 고양이의 꼬리뼈도 그렇지만 미골은 등뼈의 일종이다.

등뼈, 즉 척추는 성인의 경우 원기둥 모양의 뼈(추골이라고 한다.) 26개가 위아래로 이어져 기둥을 이룬다. 위아래의 뼈는 직접 이어져 있지 않고 원반 모양의 연골을 사이에 두고 이어져 있다. 그 추골과 추골 사이에 있는 원반 모양의 연골이 추간원판 또는 추간판이다. 추골은 경추(7개), 흉추(12개), 요추(5개), 천골(1개), 미골(1개)로 구성된다. "경·흉·요는 '추'인데 그 아래는 '골'이라고 하네?" 하고 이상하게 생각하는 사람도 있을 것이다. 천골과 미골은 성장기에는 연골의 추간원판이 있는 5개의 천추와 3~5개의 미추로 되어 있지만, 성인이 되면 연골이 뼈로 바뀌어 하나로 이어진다. 천골과 미골은 골반의 일부가 되며 천골은 허리에서 엉덩이의 볼록한 부위에 맞추어 구부러진다. 미골은 엉덩이 아래쪽, 항문의 바로 뒤에서 만져지는 곳으로 쏙 들어가 엉덩방아를 찧으면 닿는 곳에 있다. 즉 꼬리처럼 튀어나오진 않는다는 말이다.

흉부

흉부에는 혈액을 순환시키는 심장과 호흡 기관인 폐가 있다.
흉부는 심장으로 연결되는 동맥과 정맥, 폐로 연결되는
기관 및 기관지 등의 기관과도 관련이 있다.

심장

우리 몸을 돌아다니는 혈액을 순환시키고 펌프 작용을 한다

동맥이 깨끗한 피만 운반하진 않는다고?

심장은 혈액을 불러들이고 그 혈액을 밀어내는 펌프다. 심장에 혈액을 불러들이는 혈관을 정맥, 밀어내는 혈관을 동맥이라고 한다. 혈액은 몸에 필요한 산소와 영양소, 불필요한 이산화탄소와 노폐물을 운반하는 기능을 한다. 우리는 숨을 들이쉬면서 폐에 공기를 집어넣어 혈액 속에 산소를 보낸다. 또 숨을 내쉬어 혈액 속에서 꺼낸 이산화탄소를 폐에서 배출한다. 이산화탄소를 함유한 온몸의 혈액은 대정맥을 통해 심장으로 들어갔다가 심장에서 펌프질로 밀려나 폐동맥을 통해 폐로 운반된다. 폐동맥은 이산화탄소를 함유한 혈액을 흘려보내고 폐로 돌아간 이산화탄소는 날숨에 포함되어 몸 밖으로 배출된다.

심장은 몇 개의 방으로 나뉠까?

폐에서 가스를 교환하고 산소를 많이 함유한 혈액은 온몸으로 퍼지기 전에 폐정맥을 통해 심장으로 돌아온다. 심장은 돌아온 혈액을 동맥으로 밀어내 온몸에 골고루 운반한다. 정맥을 통해 돌아온 혈액을 넣는 방과 심장에서 동맥으로 혈액을 밀어내는 방은 나뉘어져 있다. 윗부분에서 정맥이 연결되는 방을 심방, 아랫부분에서 동맥이 나오는 방을 심실이라고 한다.

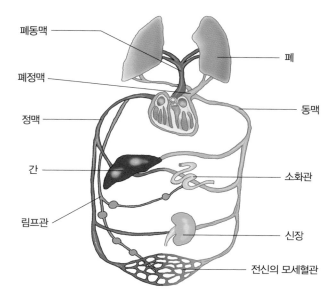

그림1 산소와 영양소, 이산화탄소와 노폐물을 운반하는 혈액 순환로

폐순환은 우심실, 폐동맥, 폐, 폐정맥, 좌심방을 거치는 순환 과정이고 체순환은 좌심실, 대동맥, 각
기관, 대정맥, 우심방을 거치는 순환 과정이다.

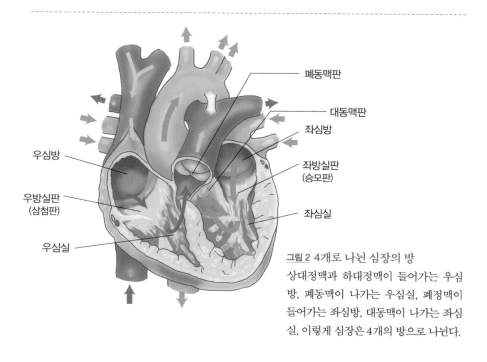

그림2 4개로 나뉜 심장의 방

상대정맥과 하대정맥이 들어가는 우심
방, 폐동맥이 나가는 우심실, 폐정맥이
들어가는 좌심방, 대동맥이 나가는 좌심
실, 이렇게 심장은 4개의 방으로 나뉜다.

온몸을 지나 대정맥을 통해 돌아온 혈액은 이산화탄소를 많이 함유하고 있는 반면, 폐정맥을 통해 돌아온 혈액은 산소를 많이 함유하고 있다. 이 두 혈액이 섞이지 않도록 벽이 좌우로 심방을 가르고 동맥이 나가는 심실도 좌우로 나눈다. 이 때문에 심장은 4개의 방으로 구성된다.

심장에는 혈액 역류를 방지하는 판이 몇 개 있을까?

온몸에서 나오는 정맥혈은 대정맥을 통해 우심방으로, 우방실구를 통해 우심실로, 폐동맥을 통해 폐로 간다. 폐에서 이산화탄소와 산소를 교환한 동맥혈은 폐정맥에서 좌심방으로, 좌방실구를 통해 좌심실로, 대동맥을 통해 온몸으로 퍼진다. 그런데 심실이 혈액을 동맥으로 밀어낼 때 심방 입구가 열려 있으면 심방으로 혈액이 역류한다. 이를 방지하기 위해 방실구에는 좌방실판(승모판)과 우방실판(삼첨판)이 있다. 심실 출구에서 동맥을 향해 밀어낸 혈액은 심방에서 혈액을 불러들이기 위해 심근이 이완하면 심실로 다시 돌아간다. 이를 방지하기 위해 출구인 폐동맥구에는 폐동맥판, 대동맥구에는 대동맥판이 있다. 즉 심실의 출입구에는 4개의 판이 있다.

심장의 영양동맥도 대동맥의 가지일까?

심장벽의 심근세포에 영양과 산소를 주는 것은 좌심실에서 밀려난 혈액이다. 대동맥구에서 나온 대동맥에서 갈라진 첫 가지가 심근으로 가는 영양동맥이며, 심장 표면을 관을 쓴 것처럼 덮고 있다 해서 관동맥(관상동맥)이라고 부른다. 관동맥의 혈관 벽에 콜레스테롤이 쌓여 동맥경화가 진행되면 협심증이나 심근경색에 걸린다. 이 막힌 관동맥을 치료하는 방법이 있다.

관동맥은 대동맥의 가지이므로 더 앞쪽에 있는 발목이나 손목, 무릎 등의 동맥에서 직경 2mm 정도의 가는 관(카테터)을 관동맥까지 삽입할 수 있다. 그 카테터 끝에 풍선을 달아 관동맥이 좁아진 곳까지 넣은 다음, 풍선을 부풀려서 좁아진 관을 확장하고 콜레스테롤을 제거한다. 이것이 풍선 확장술 또는 혈관 성형술이라는 치료 방법이다.

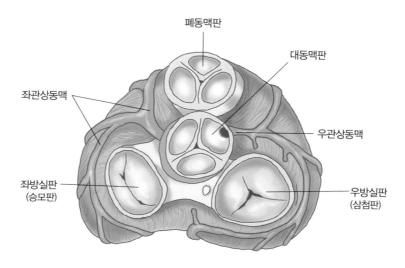

폐동맥판

대동맥판

좌관상동맥

우관상동맥

좌방실판
(승모판)

우방실판
(삼첨판)

그림 3 심장의 4곳에 존재하는 역류 방지 판

심방에서 심실로 가는 입구인 방실구에 있는 방실판(삼첨판과 승모판)과, 심실에서 나오는 동맥구에 있는 동맥판(폐동맥판과 대동맥판)의 판 4개.

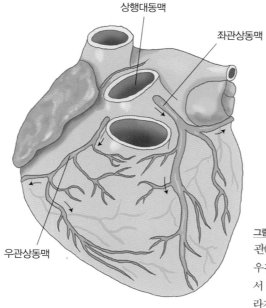

상행대동맥

좌관상동맥

우관상동맥

그림 4 산소와 영양을 심근으로 운반하는 관(상)동맥

우관(상)동맥과 좌관(상)동맥은 좌심실에서 나온 상행대동맥에서 좌우 여러 개로 갈라져 심장 표면을 관 모양으로 덮으며 심근에 도달하는 영양동맥이다.

동맥과 정맥

혈액이 통과하는 관

손목이 아닌 다른 곳에서 맥을 짚을 수 있을까?

심장이 혈액을 동맥으로 보내면 동맥에 맥동(맥박)이 생긴다. 그래서 손목을
짚으면 맥이 뛰는 것이 느껴진다. 그런데 손가락을 조금씩 위쪽으로 움직이며
맥을 짚으면 맥이 느껴지지 않는다.

    동맥이 근육에 덮여서 피부 위로는 맥이 닿지 않기 때문이다. 동맥은 잘리
면 순식간에 피가 분출되기 때문에 피부 바로 아래가 아니라 근육이나 뼈, 내
장 등으로 덮인 깊은 곳에 위치한다. 그래도 손목 같은 곳에서는 피부 위로 맥
을 느낄 수 있다. 목이나 무릎 안쪽, 사타구니 등에서도 맥을 짚을 수 있다.

동맥이 막히면 일어나는 심근경색과 뇌경색

동맥벽의 내막에 콜레스테롤이나 지방이 침착하여 막히는 경우가 있다. 이 침
착물은 죽처럼 걸쭉한 덩어리 상태여서 플라크라고 불린다. 플라크가 커지면
관이 좁아져 혈액 흐름이 나빠지고 혈관이 약간만 수축해도 피가 흐르지 않
는다.

    동맥 안의 혈액은 산소와 영양을 운반한다. 그런데 관동맥이나 내경동맥에
플라크가 생기면 심장이나 뇌에 증상이 나타난다. 플라크가 터지면 혈종이 생

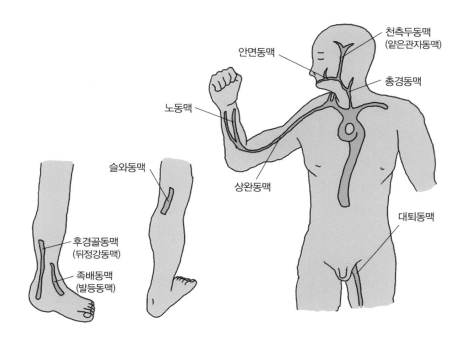

그림 1 맥을 짚을 수 있는 다양한 동맥
심장이 뿜어낸 혈액이 흐르는 동맥은 위험을 피하기 위해 몸 깊숙한 곳에 있지만, 얕은 곳에 있어서 박동을 느낄 수 있는 곳도 몇 군데 있다.

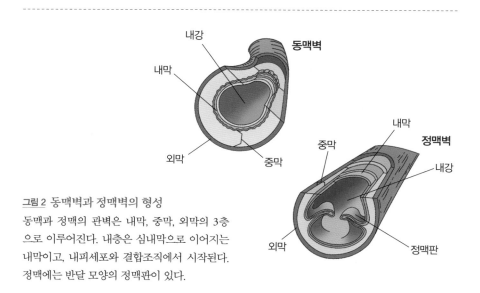

그림 2 동맥벽과 정맥벽의 형성
동맥과 정맥의 관벽은 내막, 중막, 외막의 3층으로 이루어진다. 내층은 심내막으로 이어지는 내막이고, 내피세포와 결합조직에서 시작된다. 정맥에는 반달 모양의 정맥판이 있다.

겨 혈관을 밸브처럼 닫아버린다. 이 핏덩어리를 혈전이라고 하는데 혈전 때문에 피의 흐름이 완전히 정지하면 심근경색이나 뇌경색이 일어난다.

혈관의 일종인 문맥은 동맥일까, 정맥일까?

문맥이란 위나 장 등의 소화기로부터 돌아오는 혈액을 운반하는 정맥이 한곳에 모여 간으로 혈액을 보내는 혈관을 말하며 정맥에 속한다. 복대동맥에서 갈라진 동맥은 위나 장으로 들어가 모세혈관이 되는데, 그중 소장의 장융모 안에 있는 모세혈관은 단백질과 당질을 흡수한다.

영양을 흡수한 모세혈관은 정맥이 되어 소장에서 나와 대정맥으로 직접 유입하지 않고, 한 다발의 문맥을 형성해 간으로 들어가 간에서 간정맥으로 나오고 하대정맥으로 들어간다. 즉 문맥은 소장에서 흡수한 많은 영양과 이산화탄소를 함유한 혈액을 보내는 정맥이다.

두드러진 혈관의 중간중간에 튀어나온 부분은 무엇일까?

손을 내려다보면 손등에서 팔까지 혈관이 두드러져 보인다. 그 혈관은 정맥이다. 피를 뽑거나 수액을 맞을 때 쓰는 혈관으로 피정맥(표재정맥)이라고 한다. 피정맥을 보면 중간중간에 튀어나온 부분이 있다. 그곳에는 판이 있다.

동맥과 마찬가지로 정맥도 3층의 벽으로 구성되는데 동맥과 달리 중막인 평활근층이 적고 탄력이 별로 없다. 그래서 많은 혈액이 흘러 들어오면 확장되어 피부가 튀어나오는 것이다. 게다가 심장을 향해 피가 흐르기 때문에 심장보다 아래쪽에 있는 혈액은 그냥 두면 역류한다. 이 때문에 정맥에는 역류를 방지하는 판이 존재한다.

이것이 심장에 가까운 쪽으로 열려 있는 정맥판이며 주머니 모양이다. 그 주머니로 역류한 혈액이 모여 주머니가 부풀어 오른다. 이때 주머니에 혈액이 지나치게 많이 모이면 벽이 외부로 팽창하여 볼록하게 튀어나온다. 혈관 벽은 탄력이 없기 때문이다.

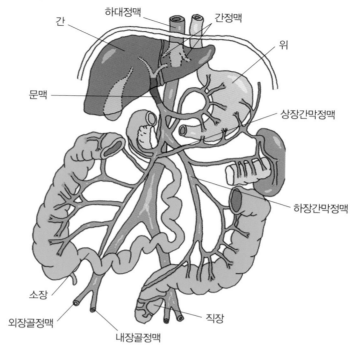

그림 3 정맥의 일종인 문맥

각 기관에서 나온 혈관은 정맥이다. 위나 장에서 나온 정맥이 하나로 모이면 문맥이라고 불린다. 문맥은 간문에서 간으로 유입된다.

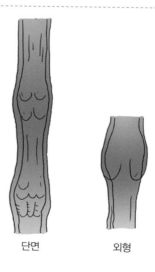

그림 4 팔을 내리면 두드러지는 피정맥

피하지방이 있는 부분, 즉 피부 바로 아래쪽에는 피정맥이 있다. 피정맥에는 정맥판이 발달하여 팔을 내리고 있으면 튀어나와 보인다.

단면   외형

림프

전신에 분포되어 있는 조직액

림프가 뭘까?

산소와 영양소 등을 포함한 혈액은 좌심실에서 동맥을 지나간다. 동맥은 여러 갈래로 갈려 모세혈관이 되고, 모세혈관 벽에서 혈액에 함유된 수분이나 산소, 영양소 같은 물질이 혈관 밖으로 나간다. 혈관 밖에는 조직을 만드는 세포가 모여 있는데, 그 세포와 세포 사이에 있는 세포외액으로 유입되는 것이다.

세포외액과 세포 사이에서 물질대사가 이루어지고, 세포외액 안에 있는 이산화탄소나 노폐물, 불필요한 수분이 모세혈관으로 들어간다. 그리고 정맥을 지나 심장으로 돌아간다. 이때 세포외액에서 모세혈관으로 돌아가는 것은 약 90%이며 약 10%는 모세림프관으로 들어간다. 세포외액에서 모세림프관으로 들어간 약 10%의 액체가 바로 림프(림프액)다.

림프계는 몇 개나 될까?

림프가 유입하는 모세림프관은 혈관계에 속하며 동맥이 여러 개로 갈려 모세혈관이 되는 것과 달리 막힌 관에서 시작된다. 그러나 모세혈관이 모인 정맥이 혈액을 운반하는 것처럼 모세림프관이 모인 (굵은) 림프관이 림프(림프액)를 운반한다.

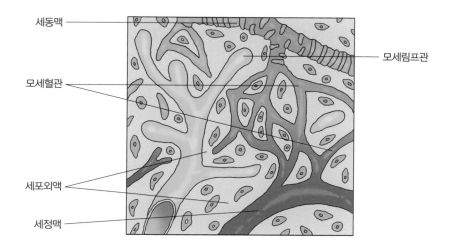

세동맥

모세림프관

모세혈관

세포외액

세정맥

그림1 세포외액과 모세혈관, 모세림프관

모세혈관 벽에서 액체 상태의 성분이 나와 세포외액이 된다. 세포외액은 세포와 물질대사를 한 뒤, 다시 모세혈관과 모세림프관으로 들어간다.

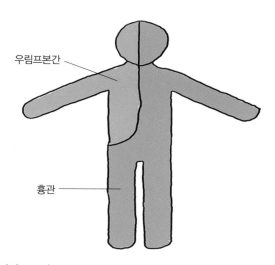

우림프본간

흉관

그림2 림프계를 구성하는 2계통

림프계는 오른쪽 상반신의 림프액이 모이는 우림프본간과 왼쪽 상반신과 하반신 전체의 림프액이 모이는 흉관으로 구성된다.

혈관계에 속하는 정맥은 상반신으로부터 혈액을 모아 옮기는 상대정맥과 하반신으로부터 혈액을 모아 옮기는 하대정맥, 이 2가지 계통으로 구성되며 심장으로 돌아간다. 한편 림프계의 림프관도 오른쪽 상반신의 림프액이 모이는 우림프본간과 왼쪽 상반신 및 하반신 전체의 림프액이 모이는 흉관의 2계통으로 나뉜다.

림프의 종착지는?

정맥계의 상대정맥과 하대정맥은 각각 우심방으로 연결되어 혈액을 심장으로 돌려보낸다. 그런데 실은 림프의 종착지도 심장이다. 림프계의 계통 중 우림프본간은 우정맥각(쇄골하정맥과 내경정맥이 형성하는 합류부 – 옮긴이)에서 정맥으로 합류하고, 흉관은 좌정맥각에서 정맥으로 합류한다.

상대정맥은 주로 두경부(뇌 아래에서 가슴 윗부분 – 옮긴이)와 팔의 정맥들이 모인 정맥인데 오른쪽 완두정맥과 왼쪽 완두정맥이 합쳐져서 형성된다. 좌완두정맥은 두경부 오른쪽부터 시작된 우내경정맥과 왼쪽 팔에서 시작된 우쇄골하정맥이 합쳐져서 형성되며, 그렇게 형성된 합류부를 우정맥각이라고 한다. 이 좌우의 정맥각에 림프관의 본관이 합류하여 림프액이 정맥의 혈액에 유입되고, 심장을 향하는 것이다.

림프샘? '샘'이 아니다

감기에 걸려 목이 아프면 림프샘이 부었다는 말을 하지만 이것은 틀린 말이다. 림프샘이라고 하면 림프액이 나오는 분비샘이라고 생각하기 쉬운데, 림프액은 앞서 말했듯이 세포외액의 일부이다. 부어 있는 것은 분비샘이 아니라 림프절이다.

림프절은 림프구들이 많이 모여 있는 림프 조직이며 림프관과 관 사이에서 몸속에 침입한 세균이나 독소, 암세포 등의 유해물질을 걸러내는 필터 역할을 한다. 림프절은 염증이 생기면 콩만 한 크기로 부어올라 '멍울이 생겨서 림프샘이 부은' 상태가 된다.

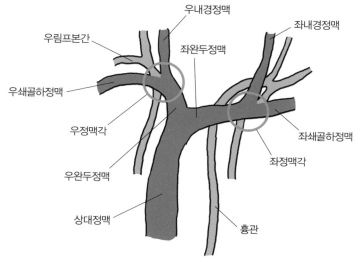

그림 3 림프관이 합쳐지는 정맥

상대정맥으로 합쳐지는 좌우 각각의 완두정맥은 내경정맥과 쇄골하정맥이 합쳐져서 이루어진다.
그 합류점인 좌우정맥각이 림프본간의 합류부가 된다.

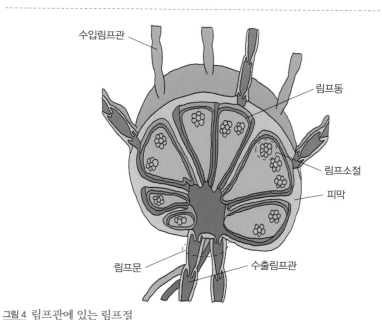

그림 4 림프관에 있는 림프절

림프관에 있는 림프절에는 많은 수입림프관이 유입된다. 일부 안쪽으로 파인 문(門, hilum)에서는
수출림프관이 나온다.

암세포는 림프를 통해 전이되는 경우가 많기 때문에 암 발생 부위에서 가까운 림프절이 최초의 전이 부위가 된다. 유방암에서는 암이 생긴 유방 쪽의 겨드랑이 림프절(액와림프절)로 전이되는 경우가 많다.

림프구는 혈액 성분이다

체내에 침입한 세균이나 독소, 암세포 등 유해물질에 대항하는 시스템을 면역이라고 한다. 면역을 담당하는 것이 림프절에 상주하는 림프구다. 혈관 안에 돌아오는 세포외액 중 약 10%는 림프관에 들어가 림프액이 된다. 세포외액이 혈액에서 왔기 때문에 림프액도 혈액에서 온 것이다.

혈액은 액체지만 고형 성분도 들어 있다. 혈액의 45%를 차지하는 혈구(적혈구와 백혈구)가 바로 고형 성분이다. 적혈구는 산소를 운반하고 백혈구는 체내에 침입한 세균을 죽인다. 백혈구는 과립구와 림프구, 단핵구로 구성된다. 즉 면역을 담당하는 림프구는 백혈구의 일부이므로 혈액 성분이라는 말이 된다.

림프관에는 판이 있다

세포외액이 돌아온 모세혈관이 모여서 정맥이 되고, 정맥은 혈액을 심장으로 돌려보낸다. 림프액도 마찬가지다. 세포외액이 들어간 모세림프관이 모여서 림프본간이 되고, 정맥각에서 정맥을 지나 심장으로 돌아간다.

정맥의 혈액은 몸 끝에서 가운데에 있는 심장을 향해 흐르기 때문에 역류 방지를 위한 정맥판이 정맥에 존재한다. 또한 정맥과 같은 흐름으로 이동하는 림프액을 지나가게 하는 림프관에도 역류 방지를 위한 판이 존재한다.

한편 조직 틈새에 비정상적으로 물이 찬 상태를 부종이라고 하는데, 림프관으로 물이 흘러가는 양이 감소하여 일어나는 현상이다. 부종 해소에는 림프 마사지가 효과적인데, 판이 있는 림프관 속의 림프액이 흐르는 방향, 즉 말단에서 중앙을 향해 마사지를 한다.

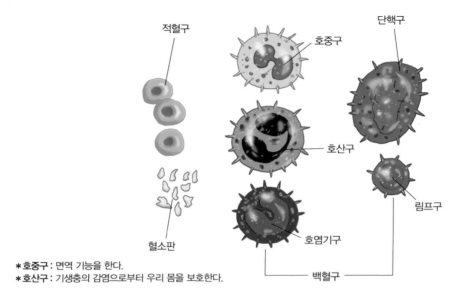

＊호중구 : 면역 기능을 한다.
＊호산구 : 기생충의 감염으로부터 우리 몸을 보호한다.

<u>그림 5</u> 림프절 안의 림프구는 혈액 성분

혈액의 고형 성분인 백혈구는 호중구와 과립형 백혈구, 단핵구, 림프구로 분류된다. 림프절에 상주하는 림프구는 백혈구의 일종이다.

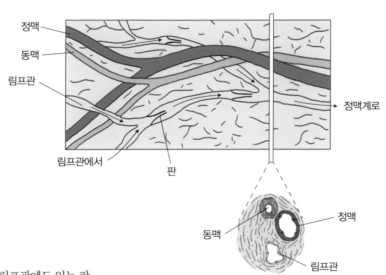

<u>그림 6</u> 림프관에도 있는 판

림프관을 타고 흐르는 림프액은 심장을 향해 돌면서 흘러간다. 또 혈액을 심장으로 돌려주는 혈관인 정맥과 마찬가지로 림프관에도 역류 방지 판이 존재한다.

폐

산소와 이산화탄소를
교환한다

폐의 좌우 크기는 같을까?

흉강에는 심장을 사이에 두고 폐 2개가 좌우로 있다. 가운데에 끼인 심장은 한가운데에 있지 않다. 왼쪽 가슴에서 심장박동을 느낄 수 있을 만큼 왼쪽으로 조금 치우쳐 있다. 오른쪽 위에서 왼쪽 아래로 비스듬하게 말이다. 배꼽과 명치를 잇는 정중앙선을 기준으로 생각해보면, 심장의 3분의 1이 오른쪽 위에, 나머지 3분의 2가 왼쪽 아래에 있다. 그렇기 때문에 심장의 양쪽에 있는 좌우 폐는 들어가는 공간이 다르다.

왼쪽에 심장이 많이 들어가 있으므로 왼쪽 폐가 오른쪽 폐보다 작다. 중량을 비교해보면 오른쪽 폐와 왼쪽 폐는 8:7~10:9 정도다. 또한 폐의 표면은 깊이 갈라져서 폐엽으로 나뉘는데 폐엽의 수는 오른쪽 폐가 3개, 왼쪽 폐는 2개로 왼쪽 폐가 더 적다.

폐포의 수는 몇 개일까?

폐에서 일어나는 가스교환은 폐 안의 작은 주머니인 폐포에서 이루어진다. 더 자세히 말하자면 폐포 안에 있는 넓고 평평한 상피세포와 그것을 둘러싼 모세혈관벽을 통해 가스교환이 일어난다.

전체 크기가 같아도 알이 큰 포도송이보다 알이 작은 포도송이가 알 수가 많다. 포도 한 알의 표면적이 작아도 그 수가 많으면 전체 표면적이 넓어지는 법이다. 이와 같이 직경 200~300μm의 폐포는 모세혈관과 가스 교환을 하는 폐의 표면적을 확장한다. 폐포의 표면적을 합치면 80~100m^2(테니스 코트 크기의 절반 정도)가 된다.

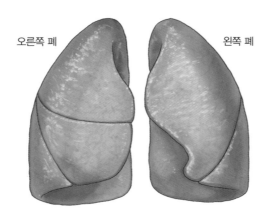

오른쪽 폐   왼쪽 폐

그림 1 양쪽 폐와 심장의 관계
흉강에 있는 큰 장기는 심장과 양쪽에 있는 폐다. 가운데에 있는 심장은 왼쪽으로 약간 치우쳐 있기 때문에 왼쪽 폐가 오른쪽 폐보다 작다.

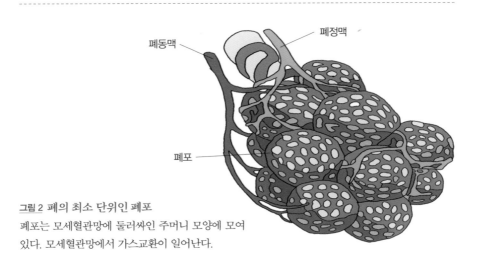

폐동맥   폐정맥

폐포

그림 2 폐의 최소 단위인 폐포
폐포는 모세혈관망에 둘러싸인 주머니 모양에 모여 있다. 모세혈관망에서 가스교환이 일어난다.

후두와 기관, 기관지

기도를 구성하는 신체 기관

목에서 기도가 되는 부분은 인두일까, 후두일까?

감기로 목이 부었을 때, 의사가 "입을 벌리고 아~ 해보세요."라고 말하며 들여다보는 것은 인두다. 반면 울대가 보이는 '목'은 후두다. 입 깊숙한 곳에 있는 인두는 콧속으로 이어진다. 인두는 음식물이 지나가는 길(소화관)이기도 하고 공기가 통하는 길(기도)이기도 하다. 즉 인두는 소화관이자 기도다. 울대 깊숙이 위치하는 '인두후두부'라고 불리는 후두의 가장 아랫부분에서 소화관과 기도가 갈라진다. 인두후두부의 뒤쪽 아래로 소화관인 식도 입구가, 앞쪽에는 기도인 후두 입구(후두구)가 있다. 후두는 공기만 지나는 기도가 된다.

잘못해서 삼키면 오른쪽 폐로 갈까? 왼쪽 폐로 갈까?

목구멍의 푹 꺼진 가운데 부분은 탄력이 있는 기관(氣管)이다. 기관은 좌우로 갈라져 폐로 들어간다. 폐는 좌우 크기가 다르고 오른쪽 폐가 왼쪽 폐보다 크다. 당연히 폐로 들어가는 공기량도 다르다. 이것은 용량이 큰 오른쪽 폐를 향하는 우기관지가 용량이 작은 왼쪽 폐를 향하는 좌기관지보다 굵다는 말이다. 심장이 왼쪽으로 치우쳐 있고 폐문까지의 거리도 왼쪽이 멀다. 그리고 기관지의 길이도 왼쪽이 길고 오른쪽이 짧다. 기관지가 분기한 각도도 오른쪽이 25

도, 왼쪽이 45도로 오른쪽이 급하게 기울어져 있다. 그러므로 잘못해서 삼킨 물질은 우기관지를 지나 오른쪽 폐로 들어갈 확률이 높다.

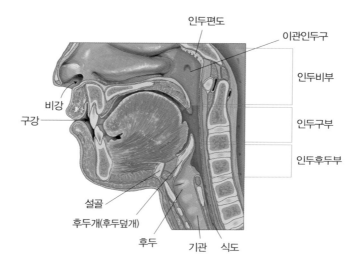

그림 1 인두후두부에서 갈리는 소화관과 기도
인두후두부의 앞쪽에 위치한 후두구와 물질을 삼킬 때 음식물이 기관에 들어가지 않도록 하는 덮 개인 후두개. 후두개는 후두구의 위에 있다.

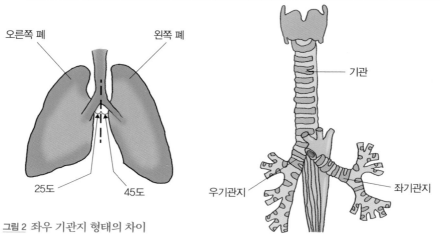

그림 2 좌우 기관지 형태의 차이
기관은 좌우 폐로 향하려는 기관지 2개로 나뉜다. 종착지인 좌우 폐 크기의 차이에 맞추어 기관지 도 좌우에 차이가 생긴다.

식도

목을 지나 흉강 안으로
내려간다

물구나무서기를 해도 음식물이 식도를 지나 위로 갈 수 있는 이유는?

식도는 길이가 25cm 정도이고 직경이 1~2cm 정도인 근육성 관이다. 음식물이 통과할 때 이외에는 편평하고 거의 닫혀 있다. 근육층은 내윤주근과 외종주근의 2겹으로 되어 있고, 연동운동을 해서 음식물을 인두에서 위로 보낸다.

음식물이 연하운동(음식물이 구강에서 위로 옮겨지는 일련의 운동) 덕분에 인두에서 식도로 간다. 음식물이 식도관강을 넓히면서 들어가면 인두측(뒷쪽)의 근육이 수축(수축륜)하고, 위(앞쪽)쪽의 근육이 이완하는 연동운동이 일어난다. 그리고 인두 측의 수축륜이 순서대로 위쪽으로 전달되어 음식물을 위를 향해 밀어낸다. 이 같은 작용 덕분에 옆으로 눕거나 물구나무서기를 해도 몸의 자세와 상관없이 음식물이 위를 향해 가는 것이다.

식도는 처음부터 끝까지 굵기가 같지 않다고?

식도암이 잘 발생하는 부위로 생리적 협착부가 있다. 길이가 25cm 정도인 식도에는 좁은 곳(생리적 협착부)이 3군데 있는데, 삼킨 음식물이 그곳에서 쉽게 얹히곤 한다.

첫 번째 협착부는 식도입구부다. 인두후두부(기도와 소화관의 공동 부분)의 뒤쪽 아랫부분에서 식도가 시작되는 곳이다. 두 번째 협착부는 목에서 가슴에 걸쳐 기관의 뒤를 지나가는 기관분기부다. 기관분기부에서 아래로는 심장의 뒤를 지나 내려가는데, U턴하는 대동맥과 교차하여 압박을 받아 좁아지는 것이다. 마지막 세 번째 협착부는 횡격막이 관통하는 부분이다. 그곳의 윤주근이 발달하여 하부식도괄약근이 되는데, 위의 내용물이 역류하는 일을 막는다.

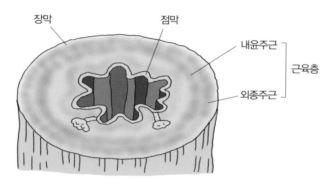

그림1 소화관임에도 완전한 관이 시작되는 식도의 구조
식도부터는 관의 벽이 내막, 중막, 외막의 3층으로 구성되며, 이 형태로 위까지 이어진다.

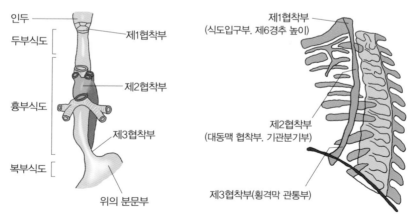

그림2 식도는 3곳에서 좁아진다
식도는 경부의 인두에 이어서 흉강을 내려가 횡격막을 통과하고, 복강 윗부분에 있는 위로 이어진다. 이 같은 식도에는 생리적 협착부가 3곳 있다.

흉곽
폐와 심장이 들어 있다

흉곽에는 어떤 역할이 있을까?

심장과 폐를 둘러싼 골격을 흉곽이라고 한다. 등뼈인 흉추와 늑골, 흉골로 구성되었으며, 바구니 모양이다. 뼈의 내부에는 혈액을 만드는 조직인 골수가 있다. 골수가 조혈 기능을 하지 못하면 지방으로 변해 황색골수가 된다. 조혈 기능을 가진 골수는 붉은색을 띠므로 적색골수라고 한다.

유아기까지는 온몸의 뼈 내부에 적색골수가 있지만 나이가 들면 상당수가 황색골수로 바뀐다. 성인의 적색골수는 많은 양이 편평한 뼈의 내부에 존재한다. 흉골이나 늑골, 골반의 일부인 장골 등 편평한 뼈 내부에는 적색골수가 존재하며 혈액을 생성한다.

흉곽이 움직일 때 폐나 심장과 마찰이 일어나지 않을까?

호흡기 질환 가운데 늑막염(흉막염)이라는 병이 있다. 늑막염의 '늑'은 늑골(갈비뼈)을 가리킨다. 늑골에는 보강을 해주는 장막이 있는데 그 막을 늑골흉막이라고 한다.

늑골에 둘러싸인 가슴 속에는 폐와 심장이 들어 있는데, 폐와 심장도 장막으로 싸여 있다. 장막은 소량의 맑은 장액(흉막액)을 분비하여 장기가 움직일 때 마찰을 막는다.

늑막 같은 장막을 흉막이라고 하고, 흉막은 용기 역할을 하는 흉곽을 보강해주는 벽측흉막과 폐와 여러 내장을 감싸는 장측흉막으로 구분된다. 벽측흉막과 장측흉막 사이(흉막강)에는 소량의 장액이 존재하며, 이 장액이 마찰을 줄여준다.

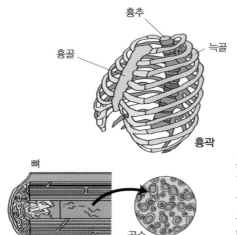

그림1 흉추, 늑골, 흉골로 구성되는 흉곽과 뼈의 조혈 기능
흉곽은 폐와 심장 등을 넣는 용기 역할을 하며, 그 흉곽을 구성하는 편평골에는 적색골수가 있다. 적색골수는 조혈 기능이 있다.

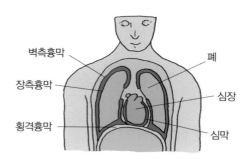

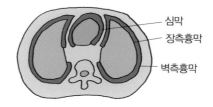

그림2 흉곽 내부와 흉강에 있는 2종류의 흉막
흉강벽 안쪽에는 벽측흉막이 있고, 흉강에 있는 내장 기관의 외벽에도 장측흉막이 있다. 벽측장막과 장측흉막 사이에 있는 흉막강에서 장액이 분비되어 마찰을 방지한다.

흉식호흡과 복식호흡

호흡할 때 움직이는 부위가 다르다

숨을 들이쉬면 늑골이 올라갈까? 내려갈까?

겨드랑이 아랫부분에서 늑골을 만지며 심호흡을 해보라. 숨을 들이쉬면 늑골이 올라가고 숨을 내쉬면 늑골이 내려간다. 숨을 들이쉬어 늑골이 올라가면 흉판이 두꺼워진다. 폐를 담는 용기인 흉곽 모양이 변해서 커졌기 때문이다.

늑골은 숨을 토해냈을 때 뒤에서 앞으로, 즉 대각선 아래쪽으로 내려간다.(그림 1 참조) 늑골을 들어 올리면 앞쪽의 흉판이 두꺼워진다. 이때 폐와 심장이 들어 있는 공간인 흉강이 확장되고, 안에 음압(陰壓)이 형성되어 공기를 폐 속으로 집어넣을 수 있게 된다. 반대로 늑골을 내리면 폐가 눌려서 공기가 빠져나간다. 이 늑골의 오르내림에 의한 호흡 운동을 흉식호흡이라고 한다.

복식호흡은 어떻게 할까?

가슴 아래에는 배가 있다. 체강은 폐와 심장이 있는 흉강과 위나 간이 있는 복강으로 나뉘어 있다. 체강을 상하로 나누고 옆으로 걸쳐 막의 형태로 있는 것이 횡격막이다. 횡격막은 체강의 주위, 즉 흉곽을 구성하는 흉골, 늑골, 척주의 추골에서 시작되어 돔 모양으로 흉강에 들어가고 흉강 꼭대기에 힘줄이 모여 (건중심) 흉강 바닥을 이룬다.

횡격막이 수축하면 돔의 가장 높은 곳인 건중심이 내려가 흉강이 확장되고, 복식호흡에 의한 흡기운동(외기가 폐 안으로 흡수되는 것, 들숨을 말한다. – 옮긴이)이 이루어진다. 반대로 복압을 높여서 내려가 있는 횡격막을 밀어 올리면 흉강이 좁아지고, 폐에서 공기가 밀려나 호기운동(날숨)이 이루어진다. 이것이 복식호흡이다.

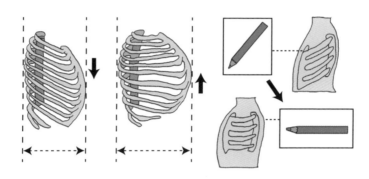

그림1 늑골의 상하 작용과 흉식호흡
폐가 들어 있는 흉강을 둘러싼 흉곽은 늑골로 구성되어 있다. 늑골이 상하로 움직이면서 흡기와 호기가 일어난다. 이를 흉식호흡이라고 한다.

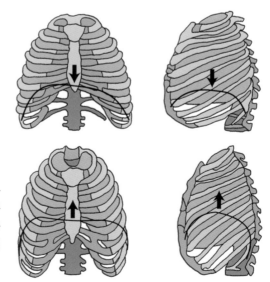

그림 2
폐가 들어 있는 흉강의 바닥이 되는 횡격막과 복식호흡
체강은 횡격막을 기준으로 흉강과 복강으로 나뉜다. 횡격막이 수축하면 흡기가 일어나고, 이완하여 복압이 높아지면서 호기가 일어난다. 이것을 복식호흡이라고 부른다.

횡격막

체강 안에 있는 골격근

횡격막은 정말로 '막'일까?

횡격막은 앞에서 이야기했듯이 복식호흡에 쓰이는 근육이다. 그런데 왜 '근'이 아니라 '막'이라는 단어가 붙었을까? 흉강에는 마찰을 방지하기 위해 장측흉막인 폐흉막, 벽측흉막인 늑골흉막이 있고, 흉강의 바닥을 이루는 횡격막 위에도 늑골흉막에서 이어진 횡격흉막이라는 장막이 있다. 횡격막이라는 근육은 위쪽이 막으로 덮여 있어서 장막처럼 보인다. 이것은 추측이지만 그래서 '근'이 아니라 횡격'막'이라고 불리게 된 것이 아닐까?

　복강에도 장측복막과 벽측복막이라는 장막이 있고, 복강의 천장에 해당하는 횡격막의 아랫면에도 벽측복막이 붙어 있다. 즉 흉막·횡격막·복막이 한 장이 되어 체강을 위아래로 나누고 있는 셈이다.

횡격막에는 몇 개의 구멍이 있을까?

앞서 이야기한 식도는 복강에 있는 위로 이어진다. 즉 횡격막에는 식도가 통과하는 구멍이 있다. 그 구멍은 근섬유가 있는 부분을 넓혀서 찢은 듯한 모양이라 식도열공이라고 불린다. 흉강에는 심장이 있고, 심장에는 혈액을 보내는 대동맥과 혈액이 들어오는 대정맥이 연결되어 있다. 당연하게도 혈액은 하반신을 순환하기 때문에 대동맥과 대정맥은 횡격막을 통과해 하반신으로 향한다. 대동맥이 통과하는 구멍도 식도열공과 마찬가지로 근섬유 부분에 있다. 이것을 대동맥열공이라고 부른다. 대정맥은 힘줄의 막 부위인 건중심에 구멍이 나 있어서 대정맥공이라고 붙여진 듯하다. 이처럼 횡격막에는 구멍이 3개 나 있다.

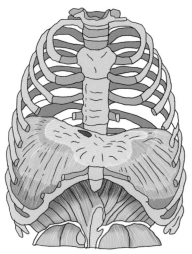

그림1 속근육 중 가장 깊은 곳에 있는 골격근인 횡격막
횡격막은 흉강의 벽측흉막과 복강의 벽측복막 사이에 끼어 있고, 체강을 위아래로 나눈다.

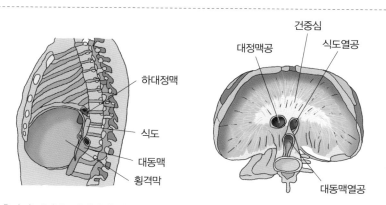

그림2 흉강과 복강을 연결하기 위해 횡격막에 있는 구멍
횡격막에는 식도가 지나가는 식도열공과 대동맥이 지나가는 대동맥열공, 하대정맥이 지나가는 대정맥공이 있다.

태아의 심장 내부에는 구멍이 뚫려 있다

난원공개존증이라는 선천성 심장 질환이 있다. 난원공이라는 구멍이 닫히지 않은 채 태어나는 것을 말한다. 우심방과 좌심방에 걸쳐 있는 벽인 심방중격(心房中隔)에 달걀 모양의 구멍이 있는데, 이 구멍이 난원공이다.

이산화탄소를 많이 함유한 혈액은 온몸에서 대정맥을 지나 우심방으로, 우심방에서 우심실, 폐동맥을 지나 폐로 운반되어 이산화탄소를 방출한다. 산소를 받은 혈액은 폐정맥을 지나 좌심방, 좌심실에서 대동맥을 지나 온몸에 산소를 운반한다. 이산화탄소가 많은 혈액은 대정맥을 통해 심방으로 돌아가고, 산소가 많은 혈액은 폐정맥을 통해 심방으로 돌아간다. 이렇게 성질이 다른 혈액이 돌아가기 때문에 심방중격이라는 벽이 심방을 우심방과 좌심방으로 나눈다.

한편 태아는 열 달 동안 어머니의 자궁에서 지낸다. 코와 입을 통해 폐로 공기를 들여보내거나 내보내는 호흡을 하진 않는다. 폐를 통해 혈액의 산소와 이산화탄소를 교환하지도 않는다. 즉 폐순환을 할 필요가 없다는 말이다. 대정맥에서 우심방으로 들어간 혈액은 심방을 좌우로 나누는 심방중격에 뚫려 있는 난원공을 통해 좌심방으로 흘러간다. 폐순환을 생략한다는 말이다.

그러나 어머니의 배 속에서 나오면 호흡이 시작된다. 호흡의 시작이 "응애!"라는 첫 울음이다. 울음과 동시에 난원공이 닫히고, 우심방과 좌심방이 완전히 분리된다. 이 같은 역할을 하는 난원공이 닫히지 않은 채 태어나는 질환이 난원공개존증이다.

머리와 얼굴과 목

우리 머리에는 뇌가 있다. 얼굴에는 공기가 출입하고
음식물이 들어가는 입이 있고, 냄새를 맡는 코가 있으며,
사물을 보는 눈이 있다. 그리고 목은 통로 역할을 한다.

뇌

수집한 정보를
해석하고 명령한다

뇌는 신경계일까?

팔꿈치를 부딪쳐서 팔이 저릴 때 종종 "신경을 건드렸나 봐."라고 말한다. 이때 저릿한 느낌을 전달하는 경로를 말초신경이라고 한다. 말초신경이 보낸 정보를 받아서 흥분을 일으키는 중심부를 중추신경이라고 하며, 뇌와 척수가 이에 해당한다. 그러므로 뇌는 신경계에 속한다.

우리 신체 기관 가운데 빼놓을 수 없는 중요 부위가 바로 뇌다. 뇌는 뼈로 둘러싸인 머리 안에 들어 있다. 뇌는 감각기관이 보낸 몸 안팎의 다양한 정보를 말초신경을 통해 모은 다음, 그 정보를 해석하고 판단·분석하여 각종 근육과 샘에 명령을 내린다. 뇌는 언어와 사고, 판단 등 인간다움의 원천을 관장하는 대뇌를 비롯해 기능에 따라 여러 구역으로 구분된다.

뇌는 몇 개로 구분될까?

뇌는 기능과 형태에 따라 6개로 구분된다. 먼저 뇌의 대부분을 차지하는 대뇌와 중뇌, 소뇌가 있다. 둥근 원 모양의 대뇌는 가운데에 앞뒤로 깊은 홈(대뇌종렬)이 있다. 이 홈을 중심으로 좌우의 대뇌반구로 나뉜다. 이 좌우 대뇌반구 사이에 간뇌가 위치하고, 그 아래에 척수로 이어지는 뇌간이 있다. 대뇌의 뒤

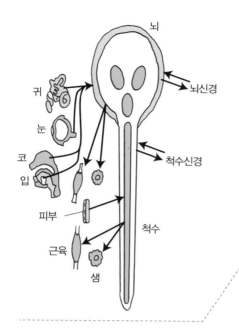

그림 1
중추신경과 말초신경으로 이루어진 신경계
뇌와 척수를 중추신경이라고 하고, 중추신경과
다양한 기관을 연결하여 정보와 명령을 전달하
는 경로가 말초신경이다. 말초신경에는 뇌신경
과 척수신경이 있다.

그림 2 중추신경인 뇌는 6개로 구분된다
뇌는 좌우 반구로 이루어진 대뇌, 간뇌, 중뇌,
교뇌, 연수, 소뇌와 같이 6개로 구분된다.

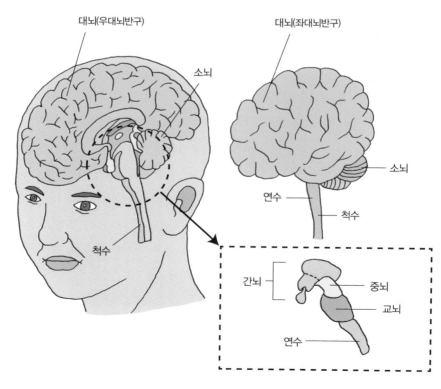

쪽 아랫부분에는 뇌간에 얹혀 있는 소뇌가 있다. 간뇌 바로 아래에는 중뇌가 있고, 그 아래에 중뇌와 소뇌를 다리처럼 연결하는 교뇌(다리뇌, 뇌교)가 있다. 뇌간의 가장 아래쪽에는 연수(숨뇌)가 있는데, 척수가 위로 뻗은 모양이다.

뇌는 어디에 있을까?

누구나 다 알 듯이 뇌는 머리 안에 있다. 그러면 이마는 머리일까? 아니면 얼굴일까? 6종류(8개)의 단단한 뼈(두개골)가 모여서 뇌를 둘러싸고 있다. 이것들을 뇌두개(신경두개) 또는 머리뼈라고 한다. 턱이나 코, 볼의 뼈는 안면두개라고 한다. 이마의 뼈는 뇌의 앞에 있는 벽이자 머리 앞쪽에 위치한다고 해서 전두골이라고 하며 이곳을 전두부라고 한다.

간혹 편평한 사람도 있지만 목덜미 위의 뒤통수 부분은 튀어나와 있다. 이곳을 후두부라고 하고 후두부의 뼈를 후두골이라 한다. 관자놀이 부근은 머리의 측면 뼈이므로 측두골이라고 한다. 이 뼈들이 벽이 되어 뇌가 들어 있는 공간(두개강)을 형성한다. 뇌는 3겹의 막(수막)에 싸여 있으므로 직접 뼈와 닿진 않는다.

뇌는 왜 무겁게 느껴지지 않을까?

뇌는 3겹의 막에 싸여 물에 떠 있다. 가장 바깥쪽은 뇌경막, 가장 안쪽은 뇌연막, 그 사이에 있는 것은 지주막이다. 지주막하출혈이라는 말이 있는데 지주막과 그 아래에 있는 연막 사이에는 틈이 벌어져 있다. 이 틈(지주막하강)에는 물(뇌척수액)이 차 있다. 뇌는 그 물에 떠 있는 셈이다.

물 안에 들어가서 무거운 것을 들면 별로 무겁지 않다. 물의 부력 덕분이다. 뇌 무게는 1,300g에 가깝지만, 지주막하강의 뇌척수액에 뇌가 떠 있는 상태라서 무거운 줄 모르는 것이다.

말랑말랑한 뇌는 3겹의 막으로 싸여서 단단한 뼈에 직접 닿지 않는다. 또 지주막하강에 있는 뇌척수액이 완충재 역할을 해서 충격에서 뇌를 보호한다.

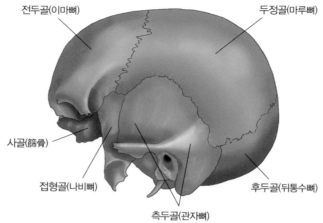

전두골(이마뼈)　　　　　　　　　　두정골(마루뼈)

사골(篩骨)

접형골(나비뼈)　　　　　　　　　후두골(뒤통수뼈)

측두골(관자뼈)

그림 3 뇌를 둘러싼 뇌두개
6종류(8개)의 뼈가 연결된 뇌두개는 뇌를 감싸고, 뇌가 들어 있는 공간인 두개강을 형성한다.

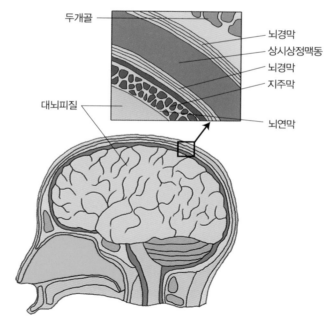

두개골　　　　　　　　　　　　　뇌경막
　　　　　　　　　　　　　　　　상시상정맥동
　　　　　　　　　　　　　　　　뇌경막
　　　　　　　　　　　　　　　　지주막
대뇌피질
　　　　　　　　　　　　　　　　뇌연막

그림 4 뇌를 둘러싼 수막과 뇌척수액
뇌는 수막에 싸여 있다. 수막에는 뇌경막, 지주막, 뇌연막이 있으며 지주막과 뇌연막 사이에 있는
지주막하강에는 뇌척수액이 있다. 뇌척수액은 뇌를 보호하고, 부력으로 뇌 무게를 덜 느끼게 한다.

대뇌의 표면적이 주간지를 펼쳐놓은 것보다 크다고?

그렇다. 신문지 한 면의 크기(약 2,200cm²)인 것도 있다. 대뇌의 신경세포 덕분에 대뇌는 우리 몸의 사령탑 역할을 한다. 신경세포는 주로 표층에 모이기 때문에 대뇌피질이라고 불린다. 표층의 두께는 수 밀리미터에 불과하지만 많은 주름이 잡혀서 홈이 파여 있다. 그 주름 사이사이에도 대뇌피질이 있어 표면적이 넓다. 그만큼 많은 신경세포가 있다는 뜻이다. 중심구(롤랜드구), 외측구(실비우스구), 두정후두구(頭頂後頭溝)라는 비교적 깊은 홈들이 뇌를 전두엽, 두정엽, 후두엽, 측두엽 등의 4개 부위로 나눈다.

예술가는 우뇌와 좌뇌 중 어느 쪽을 주로 사용할까?

주로 우뇌다. 좌뇌는 논리적 사고와 수학적 이해력을 담당한다. 대뇌 가운데에는 앞뒤로 깊은 홈이 나 있고, 이 홈이 대뇌를 좌우에 있는 반구로 나눈다. 일반적으로 우반구를 우뇌, 좌반구를 좌뇌라고 한다.

우뇌는 좌반신, 좌뇌는 우반신의 움직임을 통제한다. 뇌는 좌우 기능에 차이가 있으며 우뇌는 직감적 영감, 이미지나 인상을 통한 기억, 공간 인식, 방향 감각, 그림과 음악 등의 예술적 감각을 관장한다. 한편 좌뇌는 분석력이나 사고력 등 논리적 기능을 담당하고 계산과 수학적 이해력, 말하기, 듣기, 쓰기 같은 언어적 능력, 시간 개념 등을 이해한다. 하지만 좌우 뇌는 대뇌종열 아랫부분에서 뇌량으로 이어져 있어서 정보를 교환한다.

대뇌사는 아직 살아 있는 상태일까?

대뇌의 움직임이 정지해도, 호흡과 혈액순환 등 생명 유지 활동을 담당하는 뇌간이 기능하고 있으면 의식이 없어도 생존할 수 있다. 이런 경우를 '대뇌사'라고 하며, 식물인간 상태라고 부르기도 한다. 인간은 식물인간 상태에서도 장기간 생존할 수 있다. 대뇌사에 빠진 지 20년 만에 의식을 회복한 사람도 있다.

중뇌·교뇌·연수 등의 뇌간이 기능을 정지하면, 호흡과 혈액순환과 같은 움

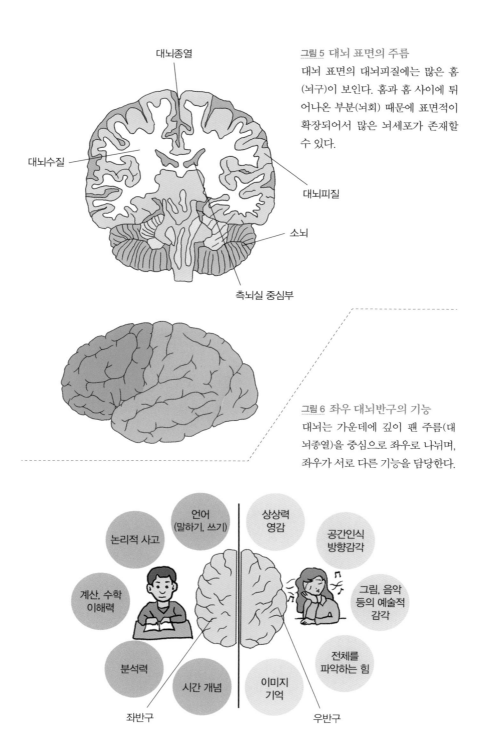

그림 5 대뇌 표면의 주름
대뇌 표면의 대뇌피질에는 많은 홈
(뇌구)이 보인다. 홈과 홈 사이에 튀
어나온 부분(뇌회) 때문에 표면적이
확장되어서 많은 뇌세포가 존재할
수 있다.

대뇌종열

대뇌수질

대뇌피질

소뇌

측뇌실 중심부

그림 6 좌우 대뇌반구의 기능
대뇌는 가운데에 깊이 팬 주름(대
뇌종열)을 중심으로 좌우로 나뉘며,
좌우가 서로 다른 기능을 담당한다.

언어
(말하기, 쓰기)

논리적 사고

상상력
영감

공간인식
방향감각

계산, 수학
이해력

그림, 음악
등의 예술적
감각

분석력

시간 개념

이미지
기억

전체를
파악하는 힘

좌반구

우반구

직임이 멈추고 뇌에 산소가 전달되지 않아 뇌 전체의 기능이 정지되는 전뇌사에 이른다. 전뇌사는 대뇌, 간뇌, 뇌간, 소뇌, 즉 뇌 전체의 기능이 정지한 상태를 말하며 이른바 '뇌사'라고도 불린다. 뇌사로 판정되면 회복할 여지가 보이지 않고 죽음에 이른다.

뇌 속에 있는 해마는 무엇일까?

해마(海馬)는 대뇌의 내부에 있는 신경세포 덩어리이며, 모양이 바다에 사는 해마를 닮았다고 해서 같은 이름이 붙었다. 해마는 기억을 일시적으로 보존하는 기능을 한다.

시각, 청각, 후각, 미각, 촉각, 통각 등 다양한 감각 정보는 눈이나 귀 등의 감각기관이 감지하며 말초신경을 통해 뇌로 전달된다. 대뇌 깊숙한 곳에 대뇌변연계라는 것이 있는데, 이 부위는 식욕과 성욕 같은 본능과 좋고 싫음, 공포 등의 원시적인 감정과 관련이 깊다.

해마도 대뇌변연계에 속한다. 해마에 모인 감각 정보는 정리·통합되어 잠시 보존되었다가 단기 기억과 장기 기억으로 선별된다. 장기 기억은 대뇌피질로 보내져서 오랫동안 남는다.

뇌의 중앙 부근에서 늘어져 있는 것은 뭘까?

우리 신체 부위 중 늘어져 있는 곳에는 드리울 수(垂)를 명칭에 쓸 때가 있다. 입을 벌리면 보이는 목젖은 입천장 끝이 늘어져 있어서 구개수(口蓋垂)라고 하고, 맹장에서 회충처럼 늘어져 있는 부위를 충수(蟲垂)라고 하듯이 좌우 대뇌반구 사이에 있는 간뇌에서 늘어진 부위를 하수체(下垂體)라고 한다.

간뇌는 자율신경 기능과 호르몬을 조절한다. 간뇌는 시상과 시상하부로 나뉘는데, 시상하부와 연결되어 늘어져 있는 기관이 하수체다. 시상하부는 시상하부 호르몬을 분비하여 뇌하수체 호르몬 분비를 조절한다. 시상하부의 명령을 받으면 하수체는 성장 호르몬이나 다른 내분비샘에 작용하는 자극성 호르몬을 분비한다.

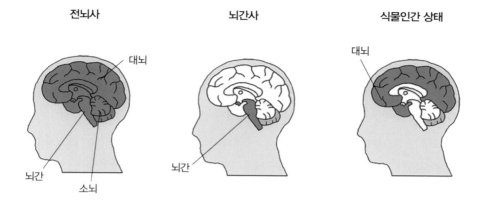

전뇌사   뇌간사   식물인간 상태

대뇌

대뇌

뇌간

소뇌

뇌간

그림 7 전뇌사와 식물인간 상태의 차이
뇌는 대뇌, 간뇌, 뇌간, 소뇌로 구분되는데 뇌 전체의 기능이 정지한 경우를 전뇌사라고 한다. 대뇌 기능이 정지한 경우를 식물인간 상태라고 한다.

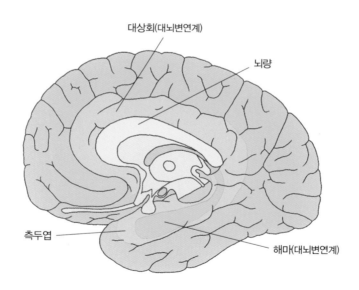

대상회(대뇌변연계)

뇌량

측두엽

해마(대뇌변연계)

그림 8 일시적인 기억 보존 장소, 해마
해마는 대뇌 안쪽의 대뇌변연계라는 곳에 있는 신경세포 덩어리다. 감각 정보를 일시적으로 기억한다.

뇌간은 어떤 작용을 할까?

뇌간은 간뇌와 척수 사이에 있는 뇌 줄기를 말하며 중뇌, 교뇌, 연수로 나뉜다. 척수가 늘어난 것처럼 보이는 연수는 뇌의 사령탑 역할을 한다. 호흡과 혈액순환을 조절하여 자율신경의 중추 역할을 한다. 재채기, 기침, 씹는 작용(연하), 구토 등 반사운동에 관련된 기능도 담당한다.

교뇌는 소뇌와 대뇌 사이의 다리 역할을 하며, 대뇌가 내린 운동 명령을 소뇌로 전달한다. 또 신경핵(神經核)이 분포해 있는데, 얼굴신경의 뇌신경을 중계한다. 얼굴신경은 얼굴 피부를 움직이는 표정근에 명령을 전달한다.

시각과 청각의 중계 지점인 중뇌는 안구운동이나 동공 조절, 눈꺼풀을 닫는 반사운동과 관계가 있다. 또 자세를 유지하고 보행 리듬을 조절한다.

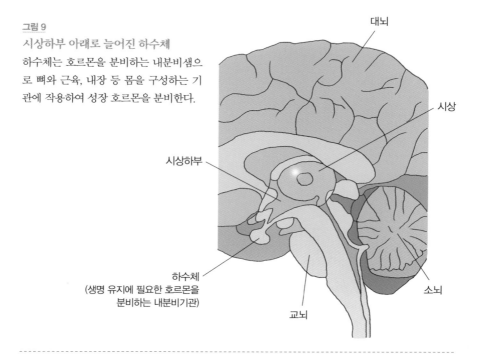

그림 9

시상하부 아래로 늘어진 하수체

하수체는 호르몬을 분비하는 내분비샘으로 뼈와 근육, 내장 등 몸을 구성하는 기관에 작용하여 성장 호르몬을 분비한다.

대뇌

시상

시상하부

하수체
(생명 유지에 필요한 호르몬을
분비하는 내분비기관)

교뇌

소뇌

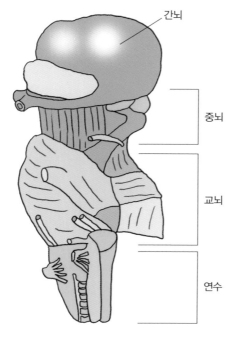

간뇌

중뇌

교뇌

연수

그림 10 중뇌, 교뇌, 연수로 구성된 뇌간

간뇌의 아래쪽에 위치한 중뇌와 교뇌와 연수는 뇌간이라고 불린다. 뒤쪽에 소뇌를 짊어지고 뇌 줄기를 이루기 때문이다.

눈

사물의 형태와 밝기,
색을 느낀다

흰자와 검은자는 어느 부분일까?

빛이 동공으로 들어오면 수정체가 그 빛을 굴절시켜서 망막에 상을 비춘다. 망막에 투영된 빛은 시신경을 통해 뇌에 정보를 보내고, 뇌는 형태와 색을 파악한다.

3층 구조의 안구벽이 (구형) 안구를 이룬다. 외막은 앞쪽의 각막(검은자)과 약 6분의 5를 차지하는 공막(흰자)으로 구성된다. 검은자 주위의 흰자인 공막이 희게 보이는 것은 혈관이 별로 없기 때문이다.

중막은 수정체 앞에 위치한 홍채와 모양체 및 맥락막으로 구성된다. 홍채는 멜라닌 세포가 많고 적음에 따라 검은색, 갈색, 파란색 등 다양한 색을 띤다.

내막은 망막과 색소상피로 구성되는데 색소상피는 검은색이다. 동공은 색소상피를 통하기 때문에 검게 보인다.

눈에 들어오는 빛의 양은 무엇이 조절할까?

약간 어두운 곳이어도 빛이 눈에 많이 들어오면 사물을 볼 수 있다. 반대로 밝은 곳에서는 눈에 들어오는 빛의 양을 줄여야 사물이 잘 보인다.

동공의 지름을 확대하거나 축소해서 안구에 들어오는 빛의 양을 조절할 수

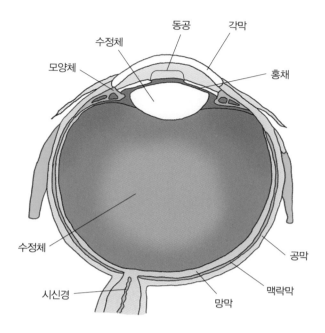

그림1 3층으로 이루어진 안구

안구는 외막, 중막, 내막으로 이루어진다. 각막 이외의 외막을 구성하는 공막이 흰자이고, 중막의 홍채가 검은자다.

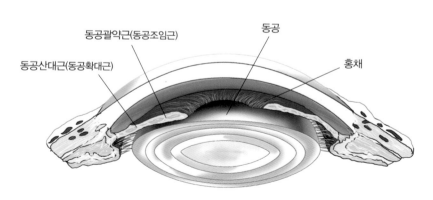

그림2 동공 주위를 감싸는 홍채

동공은 홍채에 있는 구멍을 말한다. 홍채를 줄여서 구멍을 작게 하면 빛을 적게 받아들이고, 동공을 확대하여 구멍을 크게 하면 빛을 많이 받아들일 수 있다.

있다. 밝을 때는 동공을 작게 하고, 어두울 때는 동공을 크게 하는 것이다. 동공은 홍채에 있는 구멍이다. 홍채 내부에는 동공의 크기를 조절하는 근육이 2종류 있다.

　동공 가장자리를 고리 모양으로 둘러싼 동공괄약근(동공조임근)이 수축하여 동공을 축소한다. 그리고 홍채를 따라 방사 모양으로 퍼져 있는 동공산대근(동공확대근)이 이완하여 동공을 확대한다.

원근의 초점 조절은 어떻게 이루어질까?

초점은 볼록렌즈 모양을 한 수정체의 두께를 조절해 맞춘다. 렌즈 역할을 하는 수정체는 각막과 홍채, 동공의 뒤편에 위치한다. 이 수정체는 모양체소대라고 불리는 수많은 섬유로 지지된다. 모양체소대에는 모양체근이 붙어 있으며, 모양체근이 수정체 주위를 방사 모양과 고리 모양으로 둘러싸고 있다.

　모양체근이 수축하면 모양체소대의 섬유가 이완한다. 그러면 수정체는 그 자체의 탄성 때문에 두꺼워지고 굴절력이 커져서 가까이 있는 사물에 초점을 맞춘다. 반대로 고리 모양의 모양체근이 이완하면 모양체근에 붙어 있는 모양체소대가 긴장하면서 수정체를 잡아당긴다. 얇아진 수정체는 굴절력이 작아져서 멀리 있는 사물에 초점을 맞춘다.

눈알을 움직이는 근육은 몇 종류가 있을까?

눈알을 굴릴 때는 안구 자체의 근육(동공괄약근이나 모양체근)이 아니라 안구에 붙어 있는 근육이 움직인다. 안구 뒤편에는 눈을 크게 뜨거나 눈꺼풀을 뒤집어도 보이지 않는 근육이 6종류나 있다.

　이 근육들을 차례대로 살펴보면 눈을 위로 향하게 하는 상직근, 아래로 향하게 하는 하직근, 눈머리 쪽으로 향하게 하는 내측직근, 눈꼬리 쪽으로 향하게 하는 외측직근과 안쪽으로 돌게 하는 상사근, 바깥쪽으로 돌게 하는 하사근 등이다. 이 근육은 팔다리를 움직이는 근육과 달리 좌우 함께 또는 좌우 별도로 움직이는 근육으로 구분된다.

상직근과 하직근은 좌우 함께 움직인다. 그러므로 오른눈으로 위를 쳐다보면서 왼눈으로 아래를 내려다볼 수는 없다. 반면 오른눈을 눈꼬리 쪽으로 움직이면 왼눈은 눈머리 쪽으로 움직이고, 오른쪽 외측직근이 움직이면 왼쪽은 내측직근이 움직인다. 즉 내측직근과 외측직근은 좌우 함께 움직일 수 없다.

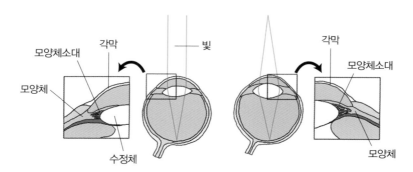

그림 3 초점은 수정체 두께를 조절해 맞춘다
볼록렌즈 모양의 수정체를 두껍게 해서 가까운 곳에 초점을 맞추고, 얇게 해서 먼 곳에 초점을 맞춘다.

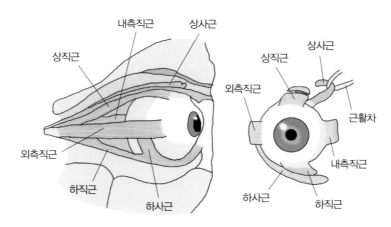

그림 4 눈알을 굴리는 근육
안구 뒤쪽에는 아래위 안팎으로 6종류의 근육이 있다. 상직근, 하직근, 내측직근, 외측직근, 상사근, 하사근이 눈알을 움직인다.

귀
소리를 듣고 평형을 유지한다

청각뿐 아니라 평형감각도 귀로 감지한다

현기증을 자주 느끼는 사람은 이비인후과를 찾아간다. 귀의 기능이 청각이라는 것은 잘 알려져 있지만 실은 평형감각을 관장하는 기능도 있다. 귀는 외이(바깥귀), 중이(가운데귀), 내이(속귀)로 구분한다. 귓구멍에서 고막까지를 외이, 고막 깊숙한 곳을 중이라고 한다. 내이는 머리뼈 안에 있다. 달팽이관과 반고리관(세반고리관)으로 구성된다. 달팽이관은 생김새가 달팽이처럼 소용돌이 모양이며 소리를 감지한다. 반고리관은 반원형의 관 3개로 되어 있고 평형감각을 감지한다. 각 감각기관에서 받아들인 정보는 신경섬유를 통해 뇌로 보내진다. 반고리관에서는 전정신경(평형신경, 안뜰신경)이 나오고, 달팽이관에서는 달팽이관신경(청신경)이 나와 한 다발이 되며, 내이신경으로 들어가 연수와 이어진다.

왜 고층 건물에 올라가면 귀가 잘 안 들릴까?

소리는 음파 형태로 공기 중을 이동해 귓구멍에서 외이도를 지나 고막으로 전해진다. 이 고막의 진동은 이소골을 통해서 달팽이관의 내부에 있는 코르티기관으로 전해진다. 고막은 중이의 일부인 고실에 차 있는 공기와 바깥 공기

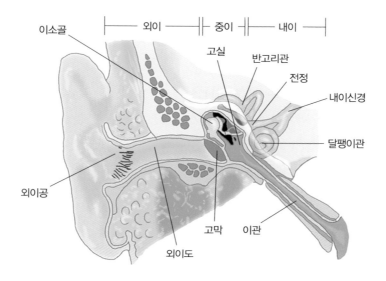

이소골

외이 | 중이 | 내이

고실

반고리관

전정

내이신경

달팽이관

이소골

외이공

고막

이관

외이도

그림1 내이, 중이, 외이로 구성되는 귀의 구조
청각과 평형감각을 관장하는 귀는 내이에 각 수용기가 있다. 청각은 달팽이관 안에서, 평형감각은
반고리관의 전정에서 담당한다.

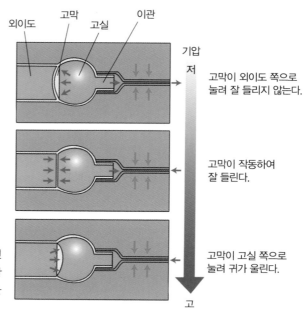

외이도

고막

고실

이관

기압
저

고막이 외이도 쪽으로
눌려 잘 들리지 않는다.

고막이 작동하여
잘 들린다.

고막이 고실 쪽으로
눌려 귀가 울린다.

고

그림2
인두와 중이를 연결하는 이관
이관이 막혀 기압 조절이 안 되면
잘 들리지 않는다. 그때 침을 삼
켜서 이관을 확장하면 다시 잘 들
린다.

의 기압이 같을 때 원활하게 진동한다. 그러나 공기가 희박한 곳, 즉 높은 곳으로 가면 바깥 공기와 고실에 차 있는 공기의 기압에 차이가 생기고, 고막이 외이도 쪽으로 눌려 잘 진동하지 않는다. 이 때문에 소리가 잘 들리지 않는 것이다. 그렇다면 기압 차이는 왜 일어날까. 우리가 숨을 들이쉬어 코로 들어온 공기는 인두벽의 구멍에서 이관(유스타키오관)을 지나 고실로 들어간다. 이관이 막혀서 공기가 잘 통하지 않으면 낮은 곳에 있었을 때 고실에 들어왔던 고농도의 공기가 남아 있게 되고, 이때 기압 차이가 발생한다.

'끄덕끄덕'과 '도리도리'를 가능하게 하는 기관

반고리관은 평형감각을 감지하는 기관으로 내이에 있다. 반고리관은 전반고리관과 외측반고리관, 후반고리관으로 불리는 반원형 관 3개로 구성된다. 그 뿌리 부분을 전정이라고 한다. 반고리관 3개는 서로 직각으로 교차하고, 세 방향으로 나뉘어 있다. 머리 회전은 그 회전 방향과 같은 쪽에 있는 반고리관이 감지한다. 즉 "네."라고 대답하며 머리를 끄덕이면 머리의 상하운동은 전반고리관이, "아니오."라고 대답하며 머리를 옆으로 흔들면 머리의 좌우운동은 외측반고리관이, "으음."라고 말하며 머리를 비스듬히 기울이면 머리의 수평운동은 후반고리관이 관여한다. 전정에는 구형낭과 난형낭이라는 주머니가 있으며, 그 주머니에는 평형석(이석)이 들어 있어서 몸의 기울임을 감지한다. 평형석은 자동차가 속도를 올렸을 때 느껴지는 직선 가속도도 감지한다.

귀지가 마른 아시아인, 눅눅한 유럽인?

귀의 입구인 외이공에서 고막까지 이어지는 30mm 정도의 관을 외이도라고 하는데 그 벽의 피부에는 귀지샘이라는 땀샘이 있다. 이 귀지샘에서 분비된 노란색 분비물과 지방 분비물, 때가 합쳐져 귀지가 생긴다. 귀지는 외이도의 미생물 성장을 억제하고 감염을 막아준다. 귀지는 부드럽고 찐득한 것과 마른 것이 있는데 서양인보다는 동양인이 마른 귀지일 가능성이 높다. 서양인의 경우 80% 정도는 귀지가 눅눅하다고 한다.

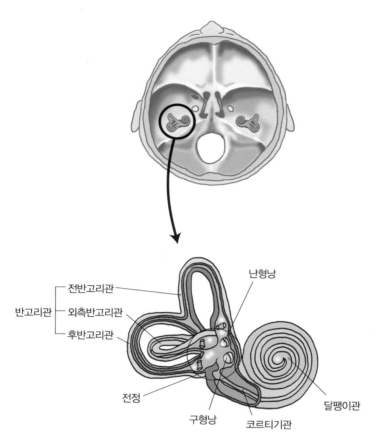

반고리관 {
전반고리관
외측반고리관
후반고리관
}

난형낭

전정

구형낭

코르티기관

달팽이관

그림 3 반고리관의 기능
"네."라고 고개를 끄덕일 때는 전반고리관, "아니오."라고 고개를 옆으로 흔들 때는 외측반고리관,
"으음." 하고 고개를 갸웃할 때는 후반고리관이 관여한다.

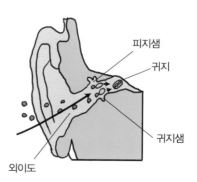

피지샘

귀지

귀지샘

외이도

그림 4 귀지가 생기는 이유
귓구멍 속의 피부에서도 때가 생긴다.
때와 분비샘의 분비물이 섞여 귀지가 된다.

코

공기의 출입구이자 후각기

코는 하나인데 콧구멍은 왜 2개일까?

코는 폐로 공기를 집어넣는 기도의 초입부다. 공기는 인두, 후두, 기관, 좌우 기관지로 이어져 좌우 폐에 도달한다. 가슴 속에 있는 폐와 기관지는 좌우에 1쌍씩 있지만 기관과 후두, 인두는 하나씩 있다.

콧속에 있는 공간을 뜻하는 비강은 비중격(코사이막)이라는 벽으로 나눠져 있다. 비강은 비중격 앞쪽에 있는 2개의 외비공(겉 콧구멍)에서 뒤쪽에 있는 2개의 후비공(뒤 콧구멍)을 지나 그 뒤쪽에 있는 인두로 이어진다. 인두는 칸막이가 없으므로 좌우로 나뉘지 않는다.

호흡을 통해 몸속에 들어간 공기에는 먼지나 다양한 잡균이 존재한다. 비강 내벽점막에서 이들을 걸러내기 때문에 내벽의 면적이 넓어야 좋다. 그래서 비중격이라는 칸막이가 비강을 좌우로 나누어 면적을 확장하는 것이다.

후각기는 어디에 있을까?

"킁킁" 하고 냄새를 맡는 코안에 후각기관이 있다. 비강의 천정부 점막에는 후상피라는 후각기관이 있는데, 여기에는 약 5천 개의 후세포가 있다. 후세포 앞에는 후소모(嗅小毛)라는 냄새 수용체가 있으며, 냄새 분자를 감지한다. 여

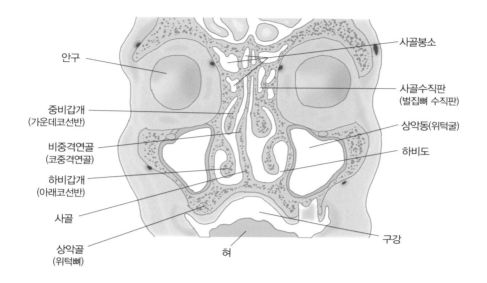

안구

중비갑개
(가운데코선반)

비중격연골
(코중격연골)

하비갑개
(아래코선반)

사골

상악골
(위턱뼈)

혀

사골봉소

사골수직판
(벌집뼈 수직판)

상악동(위턱굴)

하비도

구강

그림1 몸속으로 공기를 들여보내는 입구, 외비공과 비강

코의 내부는 비중격과 비갑개에 의해 좁아지고, 코 점막에서 공기에 들어 있는 먼지와 잡균을 걸러
낸다.

- -

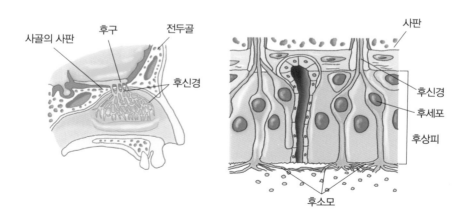

사골의 사판

후구

전두골

후신경

사판

후신경

후세포

후상피

후소모

그림2 후각기가 있는 비강 내부

비강 안의 상부 점막에 있는 후각기관인 후상피에 후세포가 있다. 후세포에서 뻗은 후신경은 후구
에서 끝난다.

기서 감지된 냄새는 후신경을 지나 대뇌 전두엽 아래에 있는 후구(嗅球)에서 처리되어 대뇌피질의 후각 영역으로 보내진다. 우리가 맡을 수 있는 냄새 종류는 약 2천~3천 가지라고 한다. 후신경은 후사(嗅絲)라고 불릴 만큼 아주 가늘다. 사판(篩板)이라는 뼈에는 체처럼 작은 구멍이 많이 뚫려 있는데, 후신경이 그 구멍을 지나간다. 사판이 있는 뼈를 사골(篩骨)이라고 하고, 사골은 비중격의 일부다.

비도는 몇 개일까?

공기가 지나가는 길인 비도(鼻道)에는 상비도, 중비도, 하비도, 총비도가 있다. 몸을 움직이려면 산소가 필요하다. 비강은 산소를 함유한 공기를 체내로 들여보내는 입구인 코의 내부를 말한다. 공기에는 먼지와 작은 이물질, 세균, 바이러스가 존재한다. 이것들을 비강내벽 점액으로 젖어 있는 점막이 걸러낸다. 또 점막은 콧속으로 들어간 공기가 적절한 습도를 유지하게 한다.

　이 같은 작용을 효율적으로 행하려면 들여보낸 공기와 접촉하는 점막의 면적이 넓을수록 좋다. 그래서 비중격을 비롯해 비강 안에 있는 많은 칸막이가 공간을 나누고, 상비도나 중비도 등 공기가 지나가는 길이 있다.

축농증에 걸리면 고름은 어디에 고일까?

부비강염이라고도 하는 축농증은 부비강에 농성 분비물이 고여서 코가 막히거나 불쾌한 냄새가 나는 질환이다. 부비강은 비강에 '부'(副)라는 글자가 붙은 단어로, 코 주위의 뼈(코안의 공간을 만드는 벽 역할을 한다.)와 그 뼈 안에 있는 공간을 말한다. 비강내벽의 점막은 점액으로 젖어 있어서 안으로 들어온 공기를 적당히 촉촉하게 해준다. 이때 점막의 면적이 넓어야 공기가 더 촉촉해진다. 이를 위해 비강에 인접한 뼈 안에 공간이 있는 것이다. 이 공간의 벽에도 점막이 있다. 부비강은 전두동, 접형골동(나비뼈동굴), 사골동, 상악동으로 구성된다. 상비도, 중비도와 이어져 있는 부비강은 뼈 안에 있는 공간이므로 코뼈의 무게를 가볍게 하는 역할도 한다.

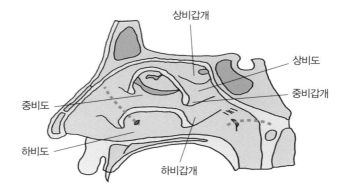

그림 3 비강 안의 공기가 지나가는 길, 비도

비중격이라는 벽이 비강을 좌우로 나눈다. 또 비갑개(상비갑개, 중비갑개, 하비갑개)라는 가로 주름이 비도(상비도, 중비도, 하비도 및 총비도)를 나눈다.

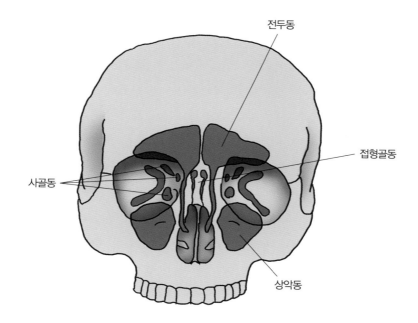

그림 4 비강에 부속된 부비강

부비강은 비강의 벽에 해당하는 뼈 안에 있는 공간을 말한다. 전두동, 접형골동, 사골동, 상악동으로 나뉘며 각각 비강과 이어져 있다.

입
음식물이 들어가는 문

입에는 침샘의 출구, 치아, 혀가 있다

구열(口裂)은 윗입술과 아랫입술 사이에 있는 입구로, 음식물이 들어가는 곳이다. 윗입술과 아랫입술이 좌우에서 결합되는 곳을 구각(口角)이라 한다. 입을 벌릴 때 움직이는 상순거근(윗입술올림근)과 하순하제근(아랫입술내림근), 표정과도 관련이 있는 구각거근(입꼬리올림근)과 구각하제근(입꼬리내림근)이 입의 피부를 움직이게 한다. 입을 다물 때와 음료를 후루룩 들이마실 때는 구륜근(입둘레근)이 움직인다. 입안을 구강이라고 하고 비강과 구강의 경계, 즉 코와 입을 분리하는 부분을 구개(입천장)라고 한다. 위턱과 아래턱에 있는 치조(齒槽, 이틀)에는 유치 20개가 나며, 유치가 빠진 뒤에는 영구치 32개가 난다. 이와 치조 뒤에는 혀가 있고, 혀의 표면에는 설유두(舌乳頭)라는 작은 돌기가 있으며, 설유두에는 미각기관인 미뢰(맛봉오리)가 자리 잡고 있다. 구강 안에는 침샘이 나오는 출구가 있다. 침은 음식물을 덩어리로 만들고, 혀는 그 덩어리를 구강의 가장 안쪽인 구협(口峽)에서 인두로 보낸다.

침은 왜 나올까?

침샘에서 하루에 1~1.5L 정도 분비되는 침은 구강 점막을 보호하고 세정하

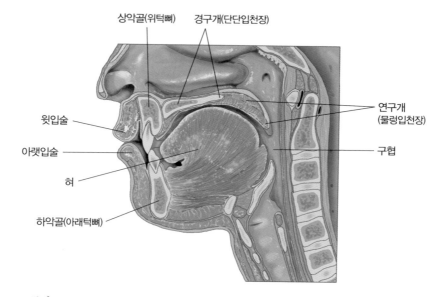

그림1 구강 구조

구강은 구강전정과 고유구강으로 이루어진다. U자형 치열과 치조를 경계로 입술과 볼 쪽을 구강전정이라고 하고, 혀가 있는 내부를 고유구강이라고 한다.

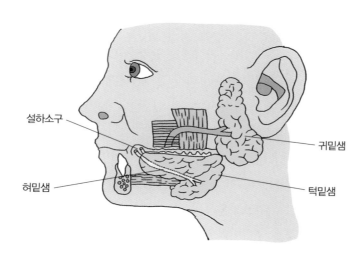

그림2 대침샘과 설하소구

귀밑샘에서 나오는 침은 구강전정으로 나와서 볼 점막과 치열, 잇몸을 적신다. 턱밑샘과 혀밑샘에서 나오는 침은 고유구강으로 나와서 음식물과 섞인다. 귀밑샘, 턱밑샘, 혀밑샘을 대침샘이라 한다.

며 살균·항균을 하고 음식물 덩어리를 형성하는 일을 한다. 침샘에는 구강과 인두 점막에 산재하는 소침샘과 대침샘(혀밑샘, 턱밑샘, 귀밑샘)이 있다. 혀밑샘과 턱밑샘의 도관은 혀뿌리 밑에 있는 설하소구(舌下小丘)에서 열린다. 입을 벌리고 있을 때 아래턱의 잇몸과 혀 밑으로 고이는 침은 설하소구에서 나온다. 귀밑샘의 도관은 볼의 점막을 향해 열려 있어, 맑은 침을 분비해서 이와 점막을 매끄럽게 한다.

혀의 본체는 무엇일까?

혀는 근육이다. 위나 장벽의 근육인 민무늬근(평활근)과 달리 혀 근육은 알통이나 종아리 근육과 같은 가로무늬근(횡문근)으로 분류된다. 혀 근육은 상종설근(혀위세로근), 하종설근(혀아래세로근), 횡설근(혀가로근), 수직설근(혀수직근)의 4종류로 나뉘며 혀를 말거나 내미는 등 자유로운 운동을 할 수 있다. 혀 근육을 단련하는 훈련을 하면 정확한 발음을 하는 데 효과적이라고 한다.

혀 표면에 돋은 작은 돌기를 '설유두'라고 한다. 설유두에는 빨간 점들이 보이는 용상유두, 원형대 모양의 유곽유두, 표면이 각화되어 다른 부분보다 희게 보이는 사상유두, 엽상유두가 있다. 사상유두 이외의 유두에는 미세포가 있는 미뢰라는 미각기관이 있다. 미각에는 단맛, 신맛, 짠맛, 쓴맛, 감칠맛이라는 기본 맛이 있다. 아연이 부족하면 미각 장애가 일어나는 경우가 많다.

편도선은 무엇을 분비할까?

아무것도 분비하지 않는다. 편도선은 림프성 기관이며 침을 분비하는 침샘처럼 무엇인가를 분비하는 기관이 아니다. 다만 모순된 이야기 같지만 림프소절이 모여 있는 곳이므로 림프관으로서 림프구를 생산한다. 입안(구강)에서 목(인두)으로 통하는 곳을 구협이라고 한다. 구강천장(구개)의 가장 안쪽은 늘어진 모양 때문에 구개수라고 한다. 구개수의 뿌리에서 혀뿌리까지의 구협 측벽에 걸쳐서 구개설궁과 구개인두궁이라는 활 모양의 주름이 2개 있다. 이 양쪽의 활 모양 주름 사이에 편도선이라고 불리는 구개편도가 있다. 감기에 걸려

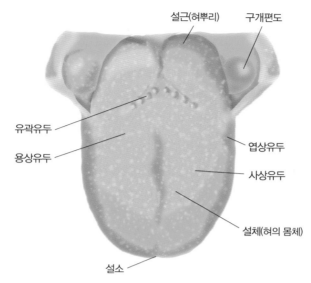

그림 3 혀 표면에 있는 설유두

혀는 횡문근이다. 표면 점막에는 미각기관인 미뢰와 미세포가 있는 설유두라는 작은 돌기가 보인다.

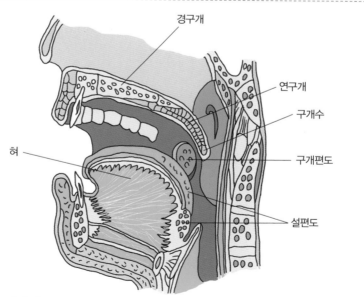

그림 4 림프 조직인 편도

구개편도나 설편도 등의 편도에는 수입림프관이 없고, 림프관을 매개로 하지 않는 림프절이 모여서 림프구를 생성한다.

세균이나 바이러스에 감염되면 목이 빨갛게 부어오르거나 표면이 하얀 고름으로 덮이는 곳이 바로 여기다.

덧니는 위턱의 송곳니가 밖으로 삐져나온 상태

성인의 치아는 영구치라고 하며 위턱과 아래턱에 16개씩 32개가 난다. 다만 가장 안쪽에 있는 치아인 사랑니는 10대 후반에서 20대 초반에 나는데, 모든 사람에게 나진 않으며 전혀 나지 않는 사람도 있다. 영구치는 모두 8종류로 나뉜다. 앞니 2개는 음식을 물어뜯고 자르기에 적합한 모양이어서 절치(切齒)라고 하고, 중절치와 측절치로 구분된다.

3번째 이에 해당하는 것은 덧니가 되기도 하는 송곳니이고 4번째 이후의 이는 음식물을 으깨는 형태여서 구치(臼齒, 어금니)라고 한다. 4,5번째와 그 안쪽에 있는 이는 크기가 다르다. 4,5번째를 소구치(작은어금니), 더 깊숙이 있는 이를 대구치(큰어금니)라고 한다. 영구치가 나기 전에 나는 유치는 20개이며, 그중 어금니가 2개밖에 없다. 성인의 어금니는 5개로 6살 무렵에 영구치인 제1대구치(가장 앞쪽에 나는 첫 번째 큰어금니)가 난다.

이는 얼마나 단단할까?

이는 상아질, 에나멜질(법랑질), 시멘트질이라는 3층으로 이루어진다. 그중 치조에서 나와 있는 치관(치아머리)의 표면을 덮고 있는 에나멜질이 가장 단단한 조직이다. 치아의 에나멜질은 우리 몸에서도 가장 단단한 조직으로 모스 경도로 표현하면 6~7에 해당한다. 모스 경도 7인 물질이라면 유리에 상처를 낼 수 있을 정도로 단단하다. 잇몸 안의 치근(치아뿌리)은 표면이 시멘트질로 덮여 있고, 그 안은 상아질로 되어 있다. 상아질로 둘러싸인 치아의 안쪽 부분을 '치수강'이라고 하며 혈관, 림프관, 신경이 결합한 조직이 그 안에 있다. 치수강까지 충치가 도달하면 이가 아프거나 출혈이 생긴다.

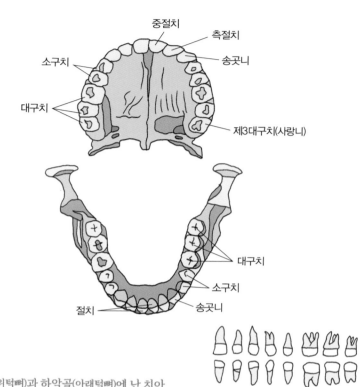

그림 5 상악골(위턱뼈)과 하악골(아래턱뼈)에 난 치아
영구치는 32개가 있고 상악과 하악의 좌우 각각에 8종류의 이가 난다. 가운데에서 3번째인 이를 송곳니라고 하며, 치열에서 벗어난 송곳니를 덧니라고 부른다.

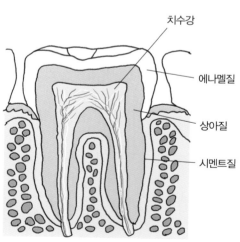

그림 6 치아 구조
이는 치조 위로 나와 있는 치관(치아머리)과 점막에 묻혀 있는 치근(치아뿌리)으로 이루어진다. 이의 내부는 경조직인 상아질, 에나멜질, 시멘트질의 3층으로 되어 있다.

턱

음식물을 깨물고 으깨는 이가 나 있다

위턱과 아래턱은 어떻게 다를까?

위턱에 난 이와 아래턱에 난 이는 음식물을 깨물고 으깬다. 주로 하악골이 아래위로 움직여서 앞니(절치)로 음식을 깨물어 자른 다음, 전후좌우로 움직이며 어금니(구치)로 으깬다.

치조골(이틀뼈) 안에는 혈관과 신경이 지나가며, 치수강에서 여러 갈래로 갈린다. 잇몸에서 피가 나거나 치통이 생기는 것은 그 때문이다. 판 모양의 하악골은 U자로 생겼다. 상악골도 잇몸 부분은 U자형으로 되어 있다. 또 혀로 만졌을 때 까끌까끌한 입천장이 닿는 부분도 상악골의 일부이며 입안과 코안의 경계를 이룬다. 위쪽 어금니의 잇몸 윗부분에는 상악동이라는 커다란 공간이 존재한다. 상악동은 얼굴에 있는 몇 개의 부비강 중 하나이며 콧속으로 이어진다.

턱뼈는 2개일까, 4개일까?

3개다. 상악골은 좌우로 나뉘어 2개이지만 하악골은 좌우가 연결되어 있어 1개다. 하악골은 판 모양의 U자형 뼈인데 우리 몸이 성장하면서 바깥쪽에 뼈가 붙어 점점 커진다. 그렇게 되면 두께만 두꺼워지고 혀가 있는 공간은 그대

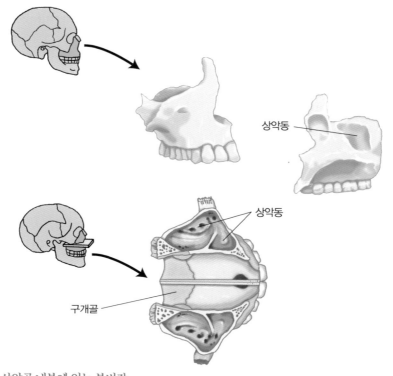

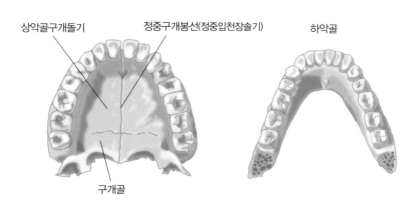

상악동

상악동

구개골

__그림1__ 상악골 내부에 있는 부비강

위턱의 앞니 위에는 코가 있다. 상악골의 일부가 비강의 측벽과 하벽을 구성하며, 상악골의 내부에
비강으로 이어지는 큰 공간인 부비강이 있다.

상악골구개돌기   정중구개봉선(정중입천장솔기)   하악골

구개골

__그림2__ 하악골은 1개지만 상악골은 좌우 2개다

비강에서는 바닥이 되고, 구강에서는 천정이 되는 구개부 중앙에 좌우를 결합하는 봉합선이 있다.

로인 셈이다. 그래서 뼈를 파괴하는 파골세포가 안쪽을 부수어간다.

한편 상악골을 살펴보면, 치조골은 U자형이지만 위는 좌우가 연결된 천장(구개)으로 되어 있다. 게다가 상악동이라는 공간도 있다. 그래서 상악골은 좌우 2개의 부위로 나뉘어 각각 안팎으로 커지며, 가운데가 이어져 있다.

이가 빠지면 턱뼈는 어떻게 될까?

잇몸이 내려앉으면 턱뼈 위아래의 높이가 점점 사라진다. 이가 전부 없어져 틀니를 한 노인이 틀니를 빼면 입 주위가 주름이 져서 발음을 잘하지 못한다. 그것은 잇몸 뼈가 없어졌기 때문이다.

피부가 새로운 세포를 만들고 오래된 세포를 때로 만드는 신진대사 작용을 하듯이 뼈도 신진대사 작용을 한다. 다만 뼈는 피부에 덮여 있고 근육이 붙은 내부에 있으므로 오래된 뼈를 때처럼 직접 몸 밖으로 버릴 수는 없다. 대신 부서진 뼈세포가 혈액에 흡수되고 새로운 뼈세포가 생긴다. 이 같은 신진대사 작용이 잘 일어나려면 자극이 필요하다. 턱뼈, 즉 잇몸 부분은 묻혀 있는 이에 자극을 받아 재생되는 것이다. 그런데 이가 빠지면 이가 있었던 자리의 잇몸이 재생되지 않아서 턱뼈의 높낮이가 점점 사라진다.

치과에서 잇몸에 마취주사를 놓으면 왜 입술도 마취될까?

앞에서 치조골 안에는 혈관과 신경이 지나간다고 했다. 위턱과 아래턱에는 원래는 하나였다가 갈라진 다른 신경이 지나간다. 뇌에서 나온 삼차신경이라는 신경이 세 갈래로 나뉘는데 그중 하나가 위턱의 잇몸 안에 있는 상악신경이다. 그 상악신경의 갈래가 윗입술에도 분포하므로 위턱의 잇몸에 마취주사를 놓으면 윗입술도 마취된다. 그래서 마취가 잘되었는지 치과의사가 입술을 꼬집어보는 것이다.

아랫입술에는 하악골의 잇몸 안에 있는 하악신경의 갈래가 지난다. 하악신경의 갈래는 혀에도 분포하기 때문에 아래턱의 잇몸에 마취주사를 놓으면 아랫입술도 함께 마취가 되고, 혀도 약간 마비된다.

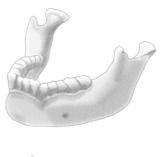

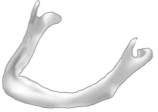

그림 3 턱뼈 치조골 부분의 후퇴

이는 턱뼈를 자극하여 뼈의 생성을 촉진한다. 이가 전부 없어져 틀니를 하면 치조골에 흡수와 후퇴 작용이 진행되고 결국에는 턱뼈가 편평해진다.

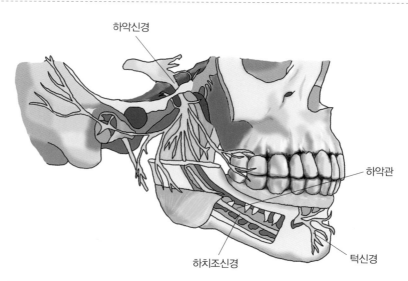

그림 4 치조골 내부의 신경과 혈관이 지나는 길

턱뼈에 있는 신경은 치조골 안에 들어간 뒤 치근관(치아뿌리관)으로 들어가 치아에 닿는다. 상악골은 삼차신경 제2가지 상악신경의 가지가 치조골 안으로 들어가고, 하악골은 삼차신경 제3가지 하악신경의 가지가 치조골 안으로 들어간다.

목

소화관과 기도에 관여한다

발성과 호흡에 관련 있는 목

'목'을 한자로 쓰면 '후'(喉)다. 즉 성대가 있는 발성기관이다. 성악가가 복식호흡을 훈련한다고 들은 적이 있는데 발성과 호흡은 실제로 관련이 있다. 성대가 있는 부위는 후두라고 하며 기도 중간에 있다. 후두에서 이어지는 것이 기관(氣管)이고 이것은 공'기'(氣)를 통과시키는 '관'(管)이다.

후두는 인두에서 이어져 있다. 인두의 '인'(咽)은 입을 벌려서 들여다볼 수 있는 안쪽 부분이다. 이렇게 들여다볼 수 있는 부분을 인두구부라고 하고, 비강에서 이어지는 위쪽 부분을 인두비부(咽頭鼻部)라고 한다. 인두구부의 아래인 인두후두부는 식도로 이어지고, 후두구에 연결되어 후두에서 끝난다. 인두는 소화관이자 기도다.

목젖이 뼈라고?

그렇지 않다. 목젖은 뼈가 아니라 연골이다. 목젖은 '후두융기'라고 하여 후두를 구성하는 갑상연골이 튀어나온 것이다. 연골로 이루어진 후두 내부에는 성대주름(성대)이 있어서 발성기관으로 작용한다.

성인 남성의 후두에서 튀어나온 부분인 목젖은 남자아이의 이차성징이 나

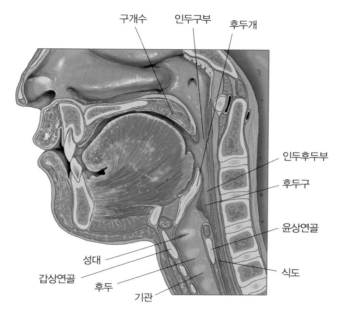

구개수　　인두구부　　후두개

성대

갑상연골

후두

기관

인두후두부

후두구

윤상연골

식도

그림 1 인두와 후두의 단면도

인두 아래쪽에는 인두후두부가 있다. 인두후두부 앞쪽에 후두구가 열려 있고, 후두구의 앞쪽이 후두가 된다. 그곳에 성대가 있다.

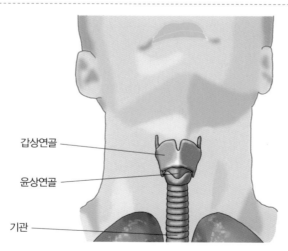

갑상연골

윤상연골

기관

그림 2 후구를 구성하는 연골

목 앞쪽 피하에 닿는 갑상연골과 그 아래에 있는 윤상연골이 후두를 구성한다. 윤상연골에 이어서 기관연골로 이루어진 기관이 목구멍에서 흉강으로 들어간다.

타날 때 생긴다. 목젖이 생기면 아이의 목소리가 저음으로 변한다. 참고로 목젖은 아담의 사과(Adam's apple)라고도 한다. 기독교 성서에서 유래한 말로, 서양의 옛사람들은 목젖의 정체가 아담이 삼킨 사과라고 생각했다.

입과 코를 연결하는 인두는 또 무엇과 연결되어 있을까?

코는 비루관(눈물관)으로 눈과 연결되어 있다. 코를 막고 입에서 코 쪽으로 숨을 들이마셔보자. 귓속이 눌리는 느낌이 들지 않는가? 인두비부의 측벽에 구멍이 나 있는데 그 구멍에서 나온 관이 귓속인 고실과 이어져 있기 때문이다. 이것을 이관이라고 한다. 즉 인두는 귀와 이어져 있다.

이관은 귀를 설명할 때에도 잠시 등장했다. 고막에 의해 외이와 중이가 분리되어 있지만 고실에도 외부 공기가 들어와야 한다. 그래서 인두비부와 이관이 연결되어 있는 것이다. 인두비부는 호흡을 할 때 공기가 지나는 길인 비강에서 이어진 인두의 초입부다.

인두구부와 인두후두부는 외비공과 비강에서 들어온 공기가 지나는 길이다. 또한 구강에서 들어온 음식물이 지나는 길이기도 하다. 즉 기도와 소화관의 공동 통로다.

인두후두부에서 음식물은 왜 후두로 가지 않을까?

기도와 소화관은 인두구부와 인두후두부에서 교차한다. 인두후두부보다 앞쪽에 있는 기도는 연골로 이루어진 관강인 후두와 기관으로 바뀌어 기체인 공기를 쉽게 통과시킨다. 그러나 액체나 고체인 음식물은 들어갈 수 없다.

인두후두부의 앞쪽에 열려 있는 인두구 위에는 연골로 이루어진 후두구의 뚜껑이 있다. 이것을 후두개라고 하는데 구강 안의 혀뿌리 바로 뒤에 위치한다. 구강에서 구협을 지나 밀려 들어온 음식물 덩어리가 후두개를 눌러서 닫는 식이다. 또 구개수는 뒤쪽 위로 올라가 인두비부의 바닥을 형성하고, 비강에서 공기가 들어오는 것을 차단한다. 내용물을 삼킬 때는 코와 입으로 숨을 쉬지 못하도록 해서 기도에 음식물이 들어오지 못하게 한다.

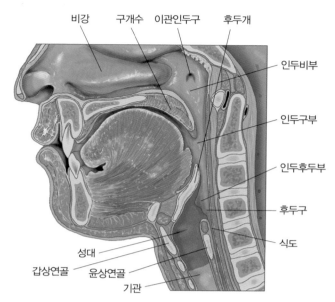

비강　구개수　이관인두구　후두개

인두비부

인두구부

인두후두부

후두구

식도

성대

갑상연골　윤상연골

기관

그림 3 인두와 다른 기관의 연결

인두비부의 앞쪽은 비강과 이어지고, 측벽의 이관인두구에서 중이와 이어진다. 인두구부의 앞쪽은 구협에서 구강과 이어지고, 인두후두부 앞쪽은 후두구에서 후두로 연결되며, 뒤쪽 아래로 식도와 연결된다.

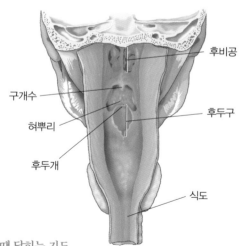

후비공

구개수

허뿌리

후두개

후두구

식도

그림 4 연하운동을 할 때 닫히는 기도

연구개(구개수)가 올라가서 비강으로 이어진 통로(인두비부)를 막는다. 입으로 숨 쉬는 일을 구강 안에 있는 혀가 막고, 후두개가 인두후두부에서 인두구로 가는 통로를 막는다.

목뼈

머리를 받치는 부위

제1경추와 다른 제2경추

등뼈를 구성하는 뼈를 추골이라고 한다. 목에 있는 추골인 목뼈를 경추라고 하며 그 수는 7개다. 이 경추는 개나 고양이는 물론이고 목이 긴 기린도 7개다. 게다가 목이 있는지 없는지 모를 만큼 짧은 하마도 7개다. 예외적으로 나무늘보는 9개, 매너티는 6개라고 한다. 7개의 경추에서 제1경추와 제2경추는 생김새가 약간 다르다. 제1경추는 등뼈 기둥이 되는 추체가 없이 고리처럼 보여서 환추라고 한다. 제1경추의 추체는 제2경추에 딱 붙어 있고 제2경추의 추체는 위로 뻗어 나가 머리 회전의 축이 된다. 그래서 축추라고 한다. 이 축(치돌기)을 머리라고 보면, 부처님이 좌선을 하는 듯이 보여 일본에서는 부처님 뼈라고 불린다.

환추의 학명인 아틀라스는 환추를 발견한 사람의 이름일까?

학명은 종종 발견한 사람의 이름이 붙지만 아틀라스는 그리스 신화에 나오는 신의 이름이다. 신화에서 아틀라스는 제우스에게 반항한 벌로 하늘을 짊어지고 있다. 사람의 머리를 천공, 즉 하늘에 비유해서 머리를 지탱하는 척주의 제1경추를 아틀라스라는 이름으로 부른 것이다. 제1경추는 두개골을 지탱하는

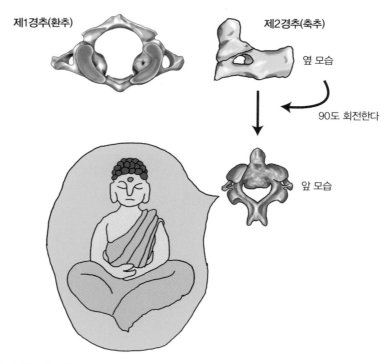

제1경추(환추)

제2경추(축추)

옆 모습

90도 회전한다

앞 모습

그림 1 제1경추와 제2경추
머리를 받치는 제1경추는 머리의 회전축이다.

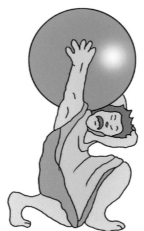

그림 2 그리스 신화의 아틀라스
제1경추의 학명인 아틀라스는 그리스 신화에서 유래했다.

기능을 하며 두개골과 후두골, 환추후두관절로 이루어진다. 관절이라는 말이 붙어 있지만 아틀라스라는 학명에서 알 수 있듯 두개골을 지탱하는 것이 주된 기능이다. 그러면 머리를 상하좌우로 움직이는 운동은 어느 부분이 담당할까. 바로 머리를 얹은 제1경추와 제2경추의 환축관절이다.

경추에 난 구멍은 1개일까?

결론부터 말하자면 3개다. 추골에는 척추를 넣는 척주관인 추공(척추뼈구멍)이 1개 있다. 경추에도 추공이 있는데, 그 외에도 횡돌공이라는 구멍이 좌우에 하나씩 있다. 즉 1개의 경추에 3개의 구멍이 나 있는 것이다. 횡돌공은 혈관이 지나는 길이다. 목에서 만져지는 혈관은 경동맥이다. 정식 명칭은 총경동맥인데 맥박을 짚는 바로 윗부분에서 2개로 나뉜다. 즉, 아직 갈리기 전이라고 해서 '총'(總) 자가 붙은 것이다. 2개로 갈린 총경동맥 중 하나는 관자놀이와 후두부, 안면과 입안, 코안에 분포한다. 또 하나는 머리뼈로 둘러싸인 뇌로 간다. 이 혈관은 뇌경색이나 뇌내출혈과 관련이 있다. 경동맥처럼 추골동맥도 뇌로 간다. 추골동맥은 횡돌공을 지나 소뇌와 대뇌 뒤쪽에 분포한다.

경추가 손상되면 왜 팔이 저릴까?

강한 충격을 받아 목이 앞뒤로 세게 흔들려 생기는 장애, 즉 경추 손상을 입으면 보통 팔이 저리거나 통증을 느낀다. 7개의 경추 사이에서 좌우로 나와 있는 신경 뿌리가 손상되었기 때문이다. 추골이 켜켜이 쌓여서 이루어진 척주 내부에는 척수가 들어 있다. 그 척수에서 신체 각 부위를 연결하는 신경을 척수신경이라고 한다. 이 척수신경은 위 추골과 아래 추골 사이에 있는 구멍(추간공)을 통해 나온다. 그러므로 아래위의 추골이 어긋나면 신경이 압박을 받아 손상된다. 제5경추신경에서 제1흉신경까지의 5쌍이 완신경총(팔신경얼기) 다발을 이룬다. 이것이 팔의 피부와 근육에 분포하는 신경 가지가 된다. 강한 충격으로 이 신경들이 손상되면 팔이 저리고 아픈 증상이 나타날 수 있다.

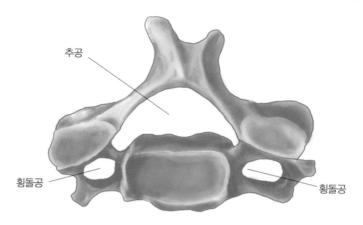

그림 3 경추에만 있는 횡돌공

경동맥 이외에 뇌에 혈액을 운반하는 혈관으로 추골동맥이 있다. 그 동맥이 지나는 각 경추의 좌우에 구멍이 있는데, 이를 횡돌공이라고 한다.

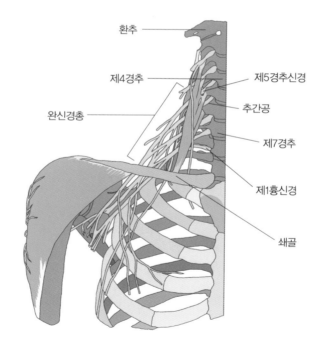

그림 4 척수신경이 지나는 추간공

척추뼈 구멍(추골의 추공)이 연속으로 이어진 것이 척주관이다. 척주관 내부에는 척수가 들어 있고, 그 척수를 지나는 척수신경이 추간공이라는 구멍을 통해 척주관에서 빠져나온다.

목뼈   **147**

우리 몸의 신경계

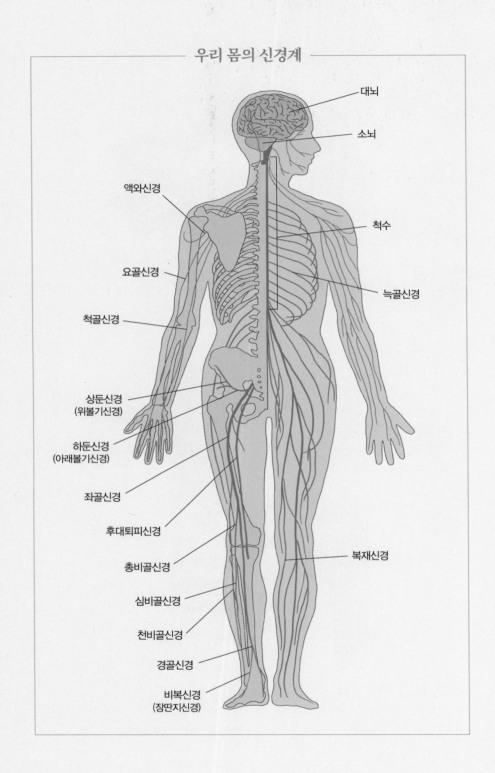

대뇌

소뇌

액와신경

척수

요골신경

늑골신경

척골신경

상둔신경
(위볼기신경)

하둔신경
(아래볼기신경)

좌골신경

후대퇴피신경

복재신경

총비골신경

심비골신경

천비골신경

경골신경

비복신경
(장딴지신경)

우리 몸의 감각기계

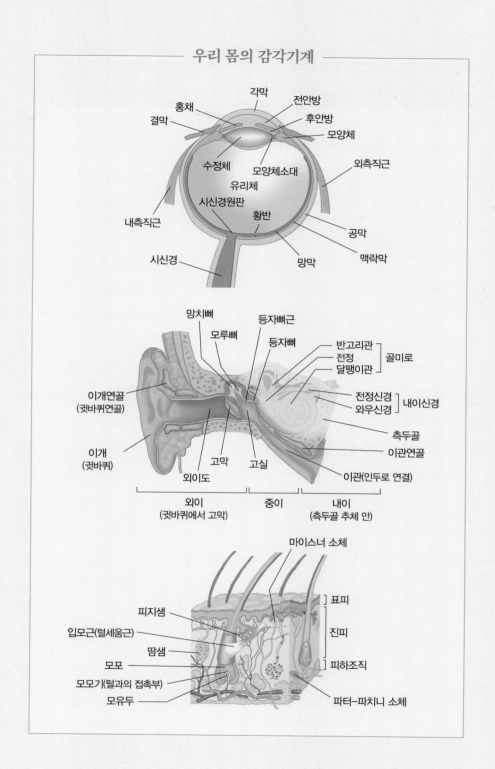

각막
전안방
홍채
결막
후안방
모양체
수정체
모양체소대
외측직근
유리체
시신경원판
황반
내측직근
공막
시신경
망막
맥락막

망치뼈
등자뼈근
모루뼈
등자뼈
반고리관
전정   골미로
달팽이관
이개연골
(귓바퀴연골)
전정신경   내이신경
와우신경
측두골
이개
(귓바퀴)
이관연골
고막
고실
외이도
이관(인두로 연결)
외이
(귓바퀴에서 고막)
중이
내이
(측두골 추체 안)

마이스너 소체
피지샘
표피
입모근(털세움근)
진피
땀샘
모포
피하조직
모모기(털과의 접촉부)
모유두
파터-파치니 소체

머리가 뼈로 완전히 덮이지 않은 채 태어난다?

뇌를 둘러싼 뼈를 뇌두개라고 하고, 목덜미 위에 있는 머리 뒷부분의 뼈를 후두골(뒤통수뼈)이라고 한다. 또 뇌 앞부분을 덮는 머리뼈, 즉 이마뼈를 전두골이라고 한다. 태아일 때 이 머리뼈들은 뇌를 완전히 덮고 있지 않다. 원래는 뼈가 아니라 막이 머리를 덮고 있으며, 그 흔적이 바로 대천문이다. 아이가 태어나고 1년에서 1년 반 정도까지는 이마 한가운데에서 머리카락이 나는 부근까지 마름모 모양의 부드러운 부분이 만져진다. 그곳은 머리뼈가 아니라 나중에 뼈로 변하는 막이다. 태아일 때 그 막이 뇌를 둘러싸고 있다가 태어난 후에는 그 막이 있는 곳에 점선 모양으로 뼈가 생기고, 물결 모양으로 점차 커져 뇌를 덮는 뇌두개골이 형성된다.

이 단단한 뼈가 생기는 지점을 골화점이라고 한다. 골화점은 성장 후에도 그 부분을 알 수 있다. 이마의 좌우, 즉 머리카락이 나는 부근에 약간 볼록한 부분이 있을 것이다. 그 두 점에서 전두골이 생긴다. 또 정수리 양옆에서 바깥쪽으로 튀어나온 부분이 두정골(마루뼈)의 시작점이다. 뼈들은 이 네 점에서부터 각각 원을 그리며 옆 부분과 만나는데, 그 사이에 있는 부분이 마름모 모양을 하고 있다. 이 마름모꼴 부분은 물결 모양으로 점차 뼈로 변하지만 아직 뼈로 변하지 않은 막 부분이 대천문이다. 뼈와 뼈의 이음새가 완전히 이어지지 않은 상태에서는 유연하게 머리 형태를 바꿀 수 있다. 덕분에 아기가 태어날 때 어머니의 좁은 산도를 수월하게 통과할 수 있고, 출생 후에도 뇌가 성장할 때 머리 골격도 함께 커질 수 있는 것이다. 머리뼈가 완전히 붙지 않고 태어나는 데에도 이처럼 합당한 이유가 있다.

팔과 다리

직립보행을 하는 인간은 두 팔로 사물을 조작하고
장거리를 달릴 수도 있다.

팔

물건을 잡고 쥐고 던진다

탈구되기 쉬운 곳은 어디일까?

어깨관절이다. 어깨가 시작되는 곳(견관절)은 둥그스름한 윗부분(골두)과 오목한 부분(관절와)이 만나서 이루어지며 전후좌우·아래위·안쪽과 바깥쪽, 즉 모든 방향으로 움직일 수 있다. 인간은 직립보행을 하면서 앞다리가 팔 부분(상지)으로 변했다. 이 팔과 손은 광범위하고 섬세하게 동작할 수 있어 문명을 이루는 데 일조했다.

팔을 움직이게 하는 어깨관절은 활동 범위가 굉장히 넓은 부분이다. 상완골두(위팔뼈의 위쪽 끝부분)가 반원 모양으로 볼록하고, 다른 한쪽인 관절와는 오목하게 들어가 있기 때문이다. 이처럼 움직임을 중시해 어깨관절은 둥그스름하게 튀어나온 상완골두와 오목한 견갑골의 관절와로 이루어져 있다. 다만 관절와가 얕게 파여 있어서 쉽게 탈구된다.

겨드랑이를 딱 붙일 때는 어느 근육이 움직일까?

겨드랑이를 붙이는 동작은 어깨관절이 한다. 팔을 들어 손을 겨드랑이 밑에 넣어보자. 오목하게 들어간 이곳을 '액와'라고 한다. 액와 앞쪽 근육을 잡아보자. 말랑할 것이다. 그대로 겨드랑이를 붙여보자. 그러면 내가 잡고 있는 근육

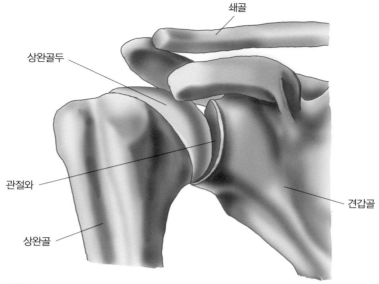

그림 1 어깨관절은 둥그스름하다

둥그스름한 상완두골이 들어가는 견갑골의 관절와는 운동 범위를 넓히려고 얕게 파여 있다. 그런데 이 때문에 다른 관절보다 쉽게 빠진다.

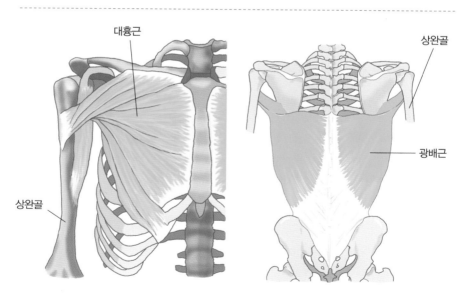

그림 2 팔을 당겨서 겨드랑이를 붙이는 가슴 근육과 등 근육

어깨관절을 움직여 겨드랑이를 붙이는 근육은 가슴에 있는 대흉근과 등에 있는 광배근이다.

이 단단해질 것이다. 그 근육이 겨드랑이를 붙이는 동작을 한다. 단단해진 근육을 따라 가슴 쪽으로 올라가면 그 근육이 가슴을 덮고 있음을 알 수 있다. 이것이 '대흉근'(큰가슴근)이다.

이 동작을 하면 액와 뒤편에 있는 근육도 단단해지는데, 이 근육은 견갑골 아래에서 등 전체와 허리 쪽으로 퍼져 있어서 광배근(넓은등근)이라고 한다. 팔을 당겨서 겨드랑이를 붙이는 운동은 대흉근과 광배근 등 몸통에 있는 근육이 하는 것이다.

팔꿈치를 구부리면 튀어나오는 알통을 왜 상완이두근이라고 할까?

관절을 움직이는 근육이 수축하면 단단해지면서 튀어나온다. 팔꿈치를 펴서 팔꿈치 앞쪽에 있는 패인 부분에 손가락을 댄 다음 팔꿈치를 구부려보라. 손가락이 살짝 올라가며 어떤 줄기가 느껴질 것이다. 그 줄기는 힘줄이다. 힘줄은 근육의 일부이며 뼈에 붙어 있다. 팔꿈치 앞부분에 있는 힘줄은 팔꿈치 관절 앞을 지나 앞쪽 팔뼈에 붙어 있다. 그 힘줄을 따라 위로 올라가면 위팔, 즉 상완에 있는 알통에 도달한다. 알통은 부풀어 올라 있고, 끝부분이 만져지진 않지만 2개의 힘줄이 되어 견갑골에 붙어 있다. 팔꿈치 쪽에 있는 힘줄 부분을 근미(筋尾), 중앙의 팽창된 부분을 근복(筋腹), 어깨 쪽에 있는 부분을 근두(筋頭)라고 한다. 알통이 되는 근육은 근두가 2개로 나뉘어 있어서 힘줄도 2개다. 근두 2개가 있는 근육을 이두근이라고 하는데 위팔(상완)에 있다고 해서 상완이두근(위팔두갈래근)이라고 한다.

왜 팔꿈치 안쪽에서 맥을 짚을 수 있을까?

팔꿈치를 구부렸을 때 만져지는 상완이두근의 힘줄, 그 힘줄의 안쪽을 살펴보면 또 다른 힘줄이 만져진다. 그것은 상완이두근의 아래쪽에 있는 근육으로 상완근이라고 한다.

상완근의 힘줄 안쪽을 만져보면 박동이 느껴질 것이다. 바로 상완동맥의 박동이다. 그런데 거기서 손가락을 위쪽으로 옮기면 더는 박동을 느낄 수 없다.

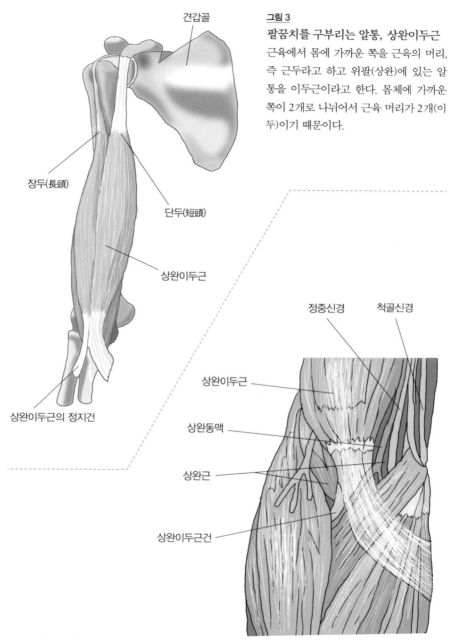

그림 3
팔꿈치를 구부리는 알통, 상완이두근
근육에서 몸에 가까운 쪽을 근육의 머리,
즉 근두라고 하고 위팔(상완)에 있는 알
통을 이두근이라고 한다. 몸체에 가까운
쪽이 2개로 나뉘어서 근육 머리가 2개(이
두)이기 때문이다.

견갑골

장두(長頭)

단두(短頭)

상완이두근

상완이두근의 정지건

정중신경

척골신경

상완이두근

상완동맥

상완근

상완이두근건

그림 4 팔꿈치 안쪽에서 맥을 짚을 수 있다
상완이두근은 팔꿈치에 가까워지면 가느다란 힘줄로 바뀐다. 알통으로 덮인 상완동맥은 팔꿈치에
서 드러난다. 그곳에서 맥박을 잴 수 있다.

혈관이 알통 아래로 들어가기 때문이다.

심장에서 나온 혈액을 운반하는 동맥은 몸속 깊은 곳을 지나간다. 뼈나 근육에 덮여 있어서 위험하지 않은 곳을 통과하는 것이다. 혈액이 팔 부분에 올 때도 흉관 안에서 나와 쇄골 밑을 지나고, 어깨 부분에서는 겨드랑이 아래로 들어간다. 위팔 부분에서는 상완이두근에 덮여 있는 안쪽을 지난다. 그러나 상완이두근은 팔꿈치 부분에서 가느다란 힘줄이 되어 더는 동맥을 덮지 못한다. 그래서 박동이 느껴지는 것이다.

손목에서 맥을 짚을 때 사용하는 동맥은 엄지손가락 쪽일까, 새끼손가락 쪽일까?

팔뚝의 팔꿈치에 가까운 쪽 근육은 손목에서 힘줄로 변해 손뼈와 손가락뼈에 붙고, 손목과 손가락의 굴신운동을 담당한다.

팔뚝의 손바닥 쪽 근육이 손목과 손가락을 구부리게 하는 근육이고, 팔꿈치 안쪽의 뼈가 튀어나온 곳에서 뻗어 나온 근육은 손목 부근에서 힘줄로 변한다. 이 힘줄은 동맥을 충분히 덮지 못하기 때문에 힘줄 옆에서 맥박을 잴 수 있다.

팔꿈치 안쪽에서 맥을 짚을 수 있는 상완동맥은 두 갈래로 갈라져 손목의 엄지손가락 쪽과 새끼손가락 쪽으로 뻗어 나간다. 손가락을 쥐고 손목을 구부리면 엄지손가락 바깥쪽의 힘줄에서 맥이 잡힌다.

팔뚝에는 뼈 2개가 있으며 팔 아래쪽의 바깥쪽(엄지손가락 쪽)을 따라 뻗어 있는 뼈를 요골(노뼈), 팔꿈치 머리에서 만져지고 안쪽(새끼손가락 쪽)으로 뻗어 있는 뼈를 척골(자뼈)이라고 한다. 또 엄지손가락 쪽의 동맥을 요골동맥(노동맥)이라고 한다. 즉 엄지손가락 쪽의 요골동맥이 맥을 짚을 때 사용하는 동맥이다.

팔뚝에서 새끼손가락 쪽까지 저리는 것은 무슨 신경이 마비되었기 때문일까?

척골신경 마비다. 팔꿈치 안쪽에는 볼록 올라온 뼈가 있다. 그 뼈 뒤쪽에 패인 부분을 만져보면 힘줄 같은 것이 느껴진다. 그것은 힘줄이 아니라 신경이다.

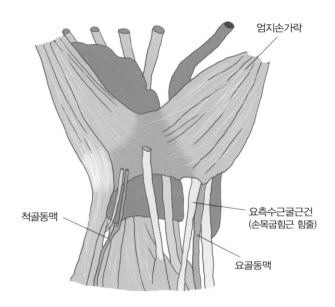

엄지손가락

척골동맥

요측수근굴근건
(손목굽힘근 힘줄)

요골동맥

그림 5 손목의 엄지손가락 쪽에서 맥을 짚을 수 있다

손목이나 손가락을 굽히는 팔뚝 근육은 손목 부근에서 힘줄로 바뀌어 손바닥 쪽으로 뻗어 나간다. 원래는 근육 다발 형태로 동맥을 덮고 있었지만 힘줄이 되면 동맥을 충분히 덮지 못하므로 그곳에서 맥박을 짚을 수 있다.

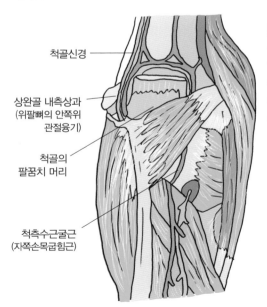

척골신경

상완골 내측상과
(위팔뼈의 안쪽위
관절융기)

척골의
팔꿈치 머리

척측수근굴근
(자쪽손목굽힘근)

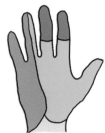

그림 6 팔꿈치 안쪽의 튀어나온 뼈 뒤를 지나는 척골신경

팔뚝에서 손으로 뻗어 나가는 신경은 바깥쪽의 요골신경과 안쪽의 척골신경, 가운데를 지나는 정중신경으로 이루어진다. 팔꿈치 안쪽을 지나는 것은 척골신경이다.

그래서 그곳을 세게 누르거나 부딪치면 찌릿찌릿하게 저리는 증상이 나타난다. 이 신경은 안쪽 새끼손가락 쪽인 척골 쪽에 있다고 해서 척골신경이라고 한다. 척골신경은 손목 앞면의 안쪽을 지나간다. 손목을 구부리면 새끼손가락 쪽의 힘줄이 피부를 밀어 올리는데 그 힘줄의 가운데 쪽을 누르면 아픔을 느낀다. 척골신경이 눌리기 때문이다. 척골신경은 손바닥과 손등의 새끼손가락 쪽에 분포한다.

팔꿈치를 부딪쳤을 때 찌릿찌릿 전류가 흐르는 듯한 느낌이 드는 것은 척골신경이 압박당했기 때문이다. 이때 척골신경이 퍼져 있는 부위(팔꿈치 안쪽, 팔뚝 안쪽, 손목 안쪽)에서 새끼손가락과 약손가락 쪽까지 저린다.

손등에서도 맥이 잡힐까?

맥이 짚이는 요골동맥이 손목에서 돌아 들어가기 때문에 엄지손가락이 시작되는 부분에서 맥이 잡힌다. 엄지손가락을 위쪽으로 쫙 잡아당기면 사선으로 힘줄이 도드라지는데, 그 아래에 삼각형 모양의 오목한 공간이 나타난다. 이 부분에 손가락을 대보면 박동이 느껴진다. 사선으로 나 있는 힘줄은 엄지손가락 끝에 붙어 있는 장모지신근(긴엄지폄근)이다. 또 오목한 공간 아래에 있는 힘줄은 엄지손가락이 붙은 부분을 펴는 단모지신근(짧은엄지폄근)이다. 이 힘줄 2개 사이에 있는 오목한 곳을 해부학적 코담뱃갑(anatomical snuff box)이라고 부른다. 코담배는 가루담배의 일종으로 평소에는 상자 속에 담아 갖고 다니다가 피우고 싶을 때 손등 위에 올려놓고 들이마신다고 한다.

엄지손가락과 둘째손가락 사이의 부위를 누르면 아픔이 느껴지는 곳이 있다. 그곳은 동양의학에서 합곡(合谷)이라고 하는 경혈이다. 어깨 결림과 두통과 치통을 덜어주고, 시력 회복과 변비 증상 개선 등에 효과가 있는 만능 경혈이라고 한다.

왜 엄지손가락 이외의 다른 손가락은 단독으로 펼 수 없을까?

손가락을 구부려 주먹을 쥐었다가 다른 손가락은 그대로 두고 하나씩 차례대

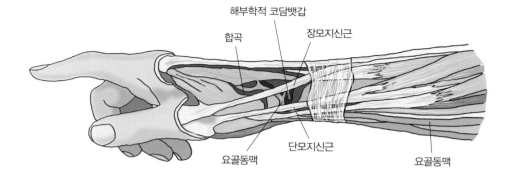

해부학적 코담뱃갑

합곡

장모지신근

요골동맥

단모지신근

요골동맥

그림7 해부학적 코담뱃갑에서도 맥이 짚인다

아래팔의 바깥쪽에서 맥을 짚을 수 있는 요골동맥은 장모지외전근건(긴엄지벌림근 힘줄)과 단모지신근건 아래를 지나가면서 손등 쪽으로 돌아간다. 이 때문에 해부학적 코담뱃갑에서 맥을 짚을 수 있다.

그림8 네 갈래의 총지신근건을 연결하는 건간결합

팔뚝 뒷면의 총지신근은 네 갈래로 갈라져 각 힘줄이 손등에서 뻗어 나간다.(집게손가락에서 새끼손가락) 이 힘줄 4개가 옆 손가락의 힘줄과 연결되어 있는 것을 건간결합이라고 한다.

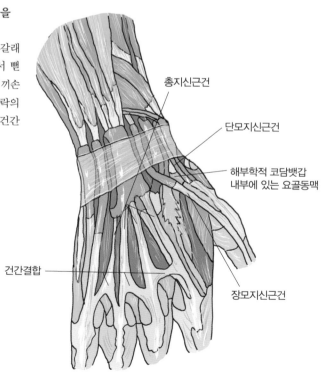

총지신근건

단모지신근건

해부학적 코담뱃갑 내부에 있는 요골동맥

건간결합

장모지신근건

로 펴보자. 엄지손가락은 바로 펼 수 있다. 집게손가락은 가운뎃손가락을 약간 펴야 끝까지 펴진다. 새끼손가락도 약손가락을 약간 펴지 않으면 끝까지 펼 수 없다. 가운뎃손가락과 약손가락은 옆에 있는 손가락들을 많이 펴지 않으면 반밖에 펼 수 없다.

이런 일이 벌어지는 이유는 손가락을 펴는 근육이 서로 다르기 때문이다. 엄지손가락을 펴는 데는 장모지신근과 단모지신근이 쓰이고, 엄지손가락을 제외한 네 손가락을 펴는 데는 총지신근(손가락폄근)이라는 근육이 쓰인다. 이 근육의 끝이 네 갈래로 갈려서 힘줄이 되어 네 손가락에 뻗어 있다.

손등에 뻗어 있는 이 힘줄이 옆에 있는 힘줄과 연결되어 있는데, 이것을 건간결합이라고 한다. 어떤 것을 쥔 상태에서 구부러져 있는 손가락을 펼 때, 네 손가락을 동시에 펼 수 있게끔 옆으로 연결되어 있는 것이다. 특히 네 손가락 중 가운뎃손가락과 약손가락은 양옆에서 연결되어 있으므로 함께 움직일 수밖에 없다.

Chart No. 2

다리

걷고 뛰는 데 필요한
고관절, 무릎관절, 발목관절

절구처럼 패인 홈은 어디에 있을까?

고관절(엉덩관절)에 홈이 있다. 넓적다리가 시작되는 부분에 있는 고관절은
두 다리로 서고 걷는 데 중심 역할을 한다. 둥그스름한 대퇴골두(넓적다리뼈머
리)와 관골구(대퇴골두가 들어가는 곳으로 절구처럼 커다랗게 파여 있다.)로 구성
된다.

　대퇴골두가 관골구로 들어가기 위해 기둥 모양의 대퇴골체가 사선으로 가
늘어지는데 이곳을 대퇴골경부라고 한다. 나이가 들면 점차 뼈 내부에 구멍이
뚫리면서 골다공증이 되는데, 이 경부가 약해졌을 때 넘어지기라도 하면 대퇴
골경부 골절이 일어나 뼈가 부러진다. 골절이 되면 다리로 몸을 지지하지 못
해 서거나 걸을 수 없다. 이를 방지하려면 운동, 특히 걷는 운동을 하는 게 좋
다고 한다. 노화 방지를 위해 열심히 걷자.

V자 자세를 하면 왜 넓적다리 앞부분이 아플까?

복근을 단련하려고 두 다리를 위로 올리고 상체를 다리를 향해 당겨서 V자
자세를 취하는 운동을 하는 사람이 많다. 이때 상체를 일으키는 복직근이 움
직여서 복근운동이 된다. 두 다리를 올리면 고관절이 굽혀지고, 속근육인 장

요근(골반과 허벅지뼈를 연결하는 장골근과 척추와 허벅지뼈를 연결하는 대요근을 합쳐서 장요근이라고 한다. - 옮긴이)이 움직인다. 장요근은 대퇴골을 잡아당겨 고관절을 구부리는데, 대퇴골 안쪽의 넓적다리가 시작하는 부분에 있는 대퇴골 소전자에 붙는다. 즉 넓적다리 앞면까지 가진 않는다.

넓적다리 앞면 가운데에는 대퇴직근(골반에서 시작해 무릎까지 길게 연결된 근육이다. - 옮긴이)이라는 근육이 있다. 이 근육은 무릎을 늘이는 작용을 하는데, 관골에서 시작해 고관절 앞면을 지나가며 고관절을 구부리게 할 때에도 이 근육이 움직인다. 그래서 V자 자세를 하면 대퇴직근이 움직여서 통증을 느끼는 것이다.

십자인대는 인대 하나가 아니라고?

가끔 스포츠 선수가 십자인대 파열이라는 외상을 입었다는 보도가 나오곤 한다. 기사를 잘 읽어보면 무릎전방십자인대라고 쓰여 있을 것이다. '전방'이 있다면 '후방', 즉 후방십자인대도 있다는 말이다. 무릎관절의 앞과 뒤에 십자 모양의 인대가 2개 있다는 것일까?

서부극에 종종 나오는 십자가는 길고 가는 판 2장을 교차해서 만든다. 무릎관절은 대퇴골과 경골(정강이뼈)로 이루어지며, 이 관절강(서로 대하는 뼈와 뼈의 틈새) 안을 인대 2개가 십자 모양으로 교차해 아래위를 단단히 묶고 있다. 이처럼 십자 모양을 한 인대 전체를 무릎십자인대, 앞부분을 전방십자인대, 뒷부분을 후방십자인대라고 부른다.

무릎십자인대가 손상되면 무릎관절이 불안정해져서 무릎이 꺾이거나 어긋나 걷기 힘들어진다. 특히 전방십자인대가 손상되면 후방보다 훨씬 더 아프고 움직이기 힘들다.

반월판은 무엇으로 만들어져 있을까?

무릎관절은 대퇴골의 내측과·외측과, 경골의 내측과·외측과로 이뤄진다. 유리연골로 덮여 있는 그 관절면은 대퇴골측이 아래를 향해 있는 볼록면이며,

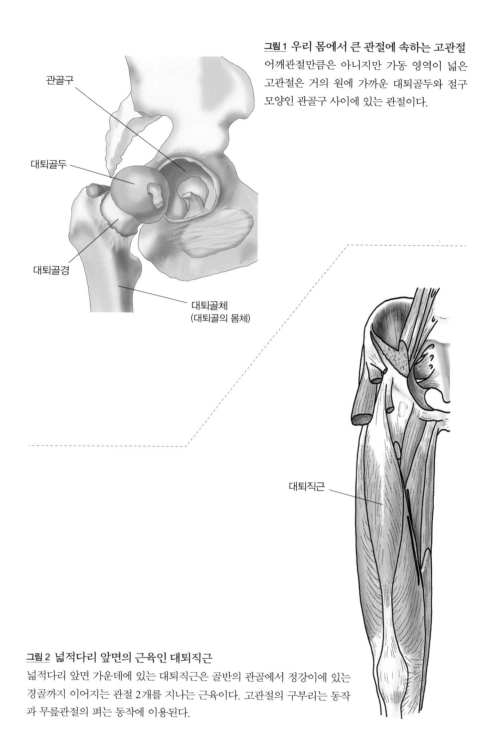

그림 1 우리 몸에서 큰 관절에 속하는 고관절
어깨관절만큼은 아니지만 가동 영역이 넓은
고관절은 거의 원에 가까운 대퇴골두와 절구
모양인 관골구 사이에 있는 관절이다.

관골구

대퇴골두

대퇴골경

대퇴골체
(대퇴골의 몸체)

대퇴직근

그림 2 넓적다리 앞면의 근육인 대퇴직근
넓적다리 앞면 가운데에 있는 대퇴직근은 골반의 관골에서 정강이에 있는
경골까지 이어지는 관절 2개를 지나는 근육이다. 고관절의 구부리는 동작
과 무릎관절의 펴는 동작에 이용된다.

경골 윗면의 오목면과 맞물려 있다.

경골 윗면의 오목한 부위는 대퇴골 아랫면의 볼록한 면을 받아들이기에는 다소 얕아서 안팎과 옆쪽으로 흔들리는 것을 막기 힘든 구조다. 그래서 바깥 둘레에 둑을 만들어서 오목한 부분이 더 깊어지게 한다. 이 둑은 뼈세포가 아닌 연골세포인 섬유연골로 형성되어 있다. 안쪽과 바깥쪽 가장자리를 따라 반달 모양의 판으로 되어 있다 해서 관절반월 또는 반월판이라고 한다.

인대와 마찬가지로 운동 중에 무릎을 삐거나 하면 반월판이 손상을 입는 경우가 있다. 반월판은 무릎관절의 쿠션 역할을 하며, 원활한 움직임을 가능케 한다. 따라서 반월판이 손상되면 무릎에 강한 통증을 느끼며 보행이 곤란해진다.

위팔처럼 넓적다리에도 이두근이 있다?

무릎은 뒤로 구부러진다. 그러므로 무릎을 구부리는 근육은 대퇴(넓적다리) 뒷면에 존재한다. 무릎을 굽혀서 뒤로 손을 넣어보면 푹 들어간 부분이 있는데 이를 '슬와'라고 한다. 슬와의 안쪽에 힘줄이 2개, 바깥쪽에 1개 만져진다.

바깥쪽에는 대퇴이두근(넙다리두갈래근)의 힘줄이 종아리뼈에 붙어 있고, 안쪽에는 반건양근과 반막양근의 힘줄이 정강이뼈에 붙어 있다. 넓적다리에도 이두근이 있는데, 이 넓적다리 뒷면의 근육을 햄스트링이라고 부른다. 앉아서 엉덩이를 움직거려보면 뼈가 닿을 것이다. 그 부분을 좌골이라고 하고 그곳에서 햄스트링이 시작된다.

좌골은 골반의 일부이므로 이 근육은 고관절이 늘어날 때에도 움직인다. 따라서 햄스트링은 걷고 달리고 뛰어오르는 등 다리 움직임 전반에 필요한 근육이며, 근육 트레이닝이나 스트레칭을 할 때 매우 중요한 근육이다.

대퇴사두근과 대퇴직근은 어떤 관계가 있을까?

무릎을 펴는 근육은 넓적다리 앞면에 있는 대퇴사두근(넙다리네갈래근)이다. 상완이두근과 넓적다리 뒷면에 위치한 대퇴이두근에는 근두가 2개씩 있는데, 이 근두는 장두와 단두로 나뉜다.

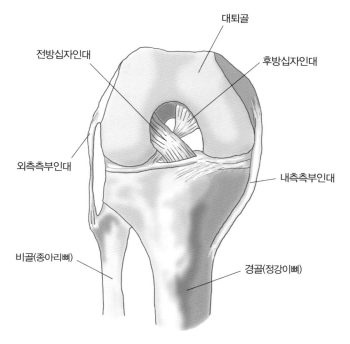

그림 3 무릎관절, 무릎십자인대

대퇴골과 경골을 관절강 안에서 연결하는 전방십자인대와 후방십자인대로 이루어진 무릎십자인대. 양쪽을 누르는 내측측부인대와 외측측부인대.

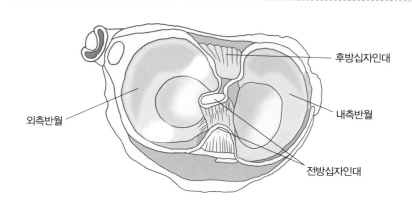

그림 4 무릎관절 안의 섬유연골로 형성된 반월판

반달 모양의 섬유연골인 관절반월의 내측반월과 외측반월이 경골 윗면에 있는 관절면의 바깥 둘레를 감싸고 있다.

걸을 때 끊임없이 무릎관절을 펴는 동작을 하는 대퇴사두근에는 근두가 4개 있다. 각 근두에는 장두·단두가 아니라 내측광근, 외측광근, 중간광근이라는 근육명이 붙어 있다. 이 근두는 각각 대퇴골에서 시작된다.

고관절을 지나 골반의 일부인 관골에서 시작하여 넓적다리 앞면 가운데를 지나는 대퇴직근의 근두도 있다. 대퇴직근은 대퇴사두근의 일부로서 무릎관절이 늘어날 때 움직이며 고관절을 구부리는 데에도 관여한다.

아킬레스건이 무엇일까?

걷거나 달릴 때는 발뒤꿈치가 들려 올라가고, 발끝으로 지면을 누르거나 차며 앞으로 나아간다. 발뒤꿈치 위로 만져지는 힘줄이 발뒤꿈치뼈에 붙어 있는 '아킬레스건'이다.

아킬레스건을 따라 위로 이동하면 종아리 근육으로 바뀐다. 까치발로 서면 이 근육은 무릎 쪽을 향해 부풀어 오르며 단단해진다. 이렇게 발뒤꿈치를 들어 올리는 근육을 하퇴삼두근(종아리세갈래근)이라고 한다.

운동을 하다가 아킬레스건이 끊어지면 걸을 수 없다. 아킬레스건이 끊어지면 하퇴삼두근이 발뒤꿈치로 연결되지 않기 때문이다. 발뒤꿈치를 올렸을 때 단단해지는 종아리 근육을 비복근이라고 한다. 비복근은 하퇴삼두근의 근두 중 하나이며 내측두와 외측두로 구성되는 삼두근의 두 부분을 차지한다. 나머지 하나는 가자미근이라고 불린다.

걷기와 달리기의 차이점은 무엇일까?

사람은 허리를 펴고 두 다리를 지면에 붙인 자세로 선다. 그리고 다리를 지면에서 떼어내 몸을 이동시킨다. 이동할 때 두 발이 동시에 지면에서 떨어지는 경우를 달린다고 하고, 어느 한 발이 반드시 지면에 닿아 있는 경우를 걷는다고 한다. 빨리 걷기 경주인 경보 규칙을 보면 "항상 어느 한쪽 발이 지면에 닿아 있어야 한다."라는 항목이 있다.

지면을 차고 발을 앞으로 내밀기 위해 하퇴삼두근으로 발뒤꿈치를 올린다.

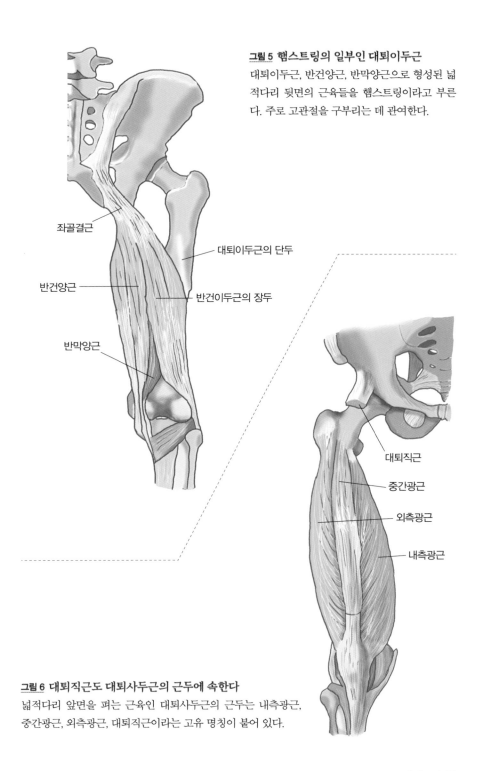

그림 5 햄스트링의 일부인 대퇴이두근
대퇴이두근, 반건양근, 반막양근으로 형성된 넓
적다리 뒷면의 근육들을 햄스트링이라고 부른
다. 주로 고관절을 구부리는 데 관여한다.

좌골결근

대퇴이두근의 단두

반건양근

반건이두근의 장두

반막양근

대퇴직근

중간광근

외측광근

내측광근

그림 6 대퇴직근도 대퇴사두근의 근두에 속한다
넓적다리 앞면을 펴는 근육인 대퇴사두근의 근두는 내측광근,
중간광근, 외측광근, 대퇴직근이라는 고유 명칭이 붙어 있다.

지면에서 떨어져 앞으로 나아간 발이 지면에 닿을 때는 발끝이 올라가 있어서 발뒤꿈치부터 닿는다. 빨리 걷기를 반복하면 종아리 앞쪽 근육이 아프다. 이 근육을 전경골근이라고 한다. 발끝을 들어 올리는 주요한 근육이다.

발목관절은 발꿈치뼈와 맞물리지 않는다

아래팔처럼 종아리도 뼈 2개, 경골과 비골로 구성되어 있다. 경골은 무릎 아래의 튀어나온 곳부터 정강이, 그리고 안복사뼈까지 이어진다. 슬와의 외벽을 형성하는 대퇴이두근의 힘줄을 더듬어 내려가면 그 힘줄이 붙어 있는 뼈의 돌출된 부분이 만져진다. 그곳을 비골두라고 한다. 그 뒤부터는 근육에 덮여 만져지지 않지만 밖복사뼈가 비골의 가장 아래쪽이 된다.

발목관절인 족관절은 경골의 안복사뼈와 비골의 밖복사뼈 사이에 끼여 발꿈치뼈 앞쪽에서 그 위에 얹혀 있는 거골(목발뼈)이라는 뼈와 이어진다. 족관절은 경골과 비골의 종아리뼈와 족근골(발목뼈)인 거골로 맞물려 있으며, 이를 거퇴관절이라고도 한다. 걷거나 뛸 때 발뒤꿈치를 올리고 발끝으로 서는 운동과 발끝을 들어 올리는 운동을 할 때 이 근육이 움직인다.

발바닥에 있는 아치는 하나가 아니다

평발인 사람은 발바닥에 아치가 없어서 조금만 걸어도 쉽게 지치고 발이 아프다. 아치는 엄지발가락이 붙어 있는 부위와 발뒤꿈치 사이에 있으며, 걸을 때 몸에 가해지는 충격을 용수철처럼 흡수하여 완화하는 역할을 한다.

발바닥을 보면 발바닥의 안쪽에 있는 세로 아치뿐 아니라, 새끼발가락이 붙어 있는 부위와 발뒤꿈치뼈 사이에 있는 세로 아치도 있다. 이 바깥쪽에 있는 세로 아치는 안쪽에 있는 세로 아치보다 낮고 짧은 편이다. 또한 안쪽 세로 아치와 바깥쪽 세로 아치 사이에는 엄지발가락이 붙어 있는 부위와 새끼발가락이 붙어 있는 부위 사이에 있는 가로 아치도 있다. 이 아치는 존재감이 미미하다가 성장하면서 점점 뚜렷해지고 3~5세경에 완성된다.

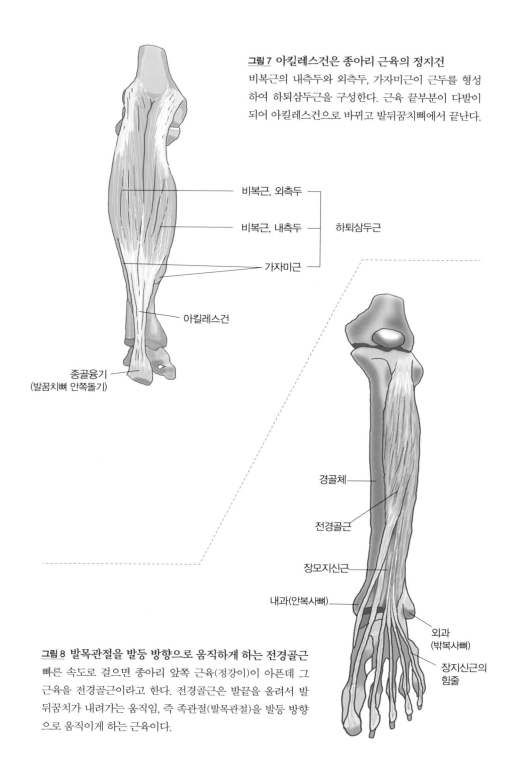

그림 7 아킬레스건은 종아리 근육의 정지건
비복근의 내측두와 외측두, 가자미근이 근두를 형성
하여 하퇴삼두근을 구성한다. 근육 끝부분이 다발이
되어 아킬레스건으로 바뀌고 발뒤꿈치뼈에서 끝난다.

비복근, 외측두 ─┐
비복근, 내측두 ─┼ 하퇴삼두근
가자미근 ─┘

아킬레스건

종골융기
(발꿈치뼈 안쪽돌기)

경골체
전경골근
장모지신근
내과(안복사뼈)
외과
(밖복사뼈)
장지신근의
힘줄

그림 8 발목관절을 발등 방향으로 움직이게 하는 전경골근
빠른 속도로 걸으면 종아리 앞쪽 근육(정강이)이 아픈데 그
근육을 전경골근이라고 한다. 전경골근은 발끝을 올려서 발
뒤꿈치가 내려가는 움직임, 즉 족관절(발목관절)을 발등 방향
으로 움직이게 하는 근육이다.

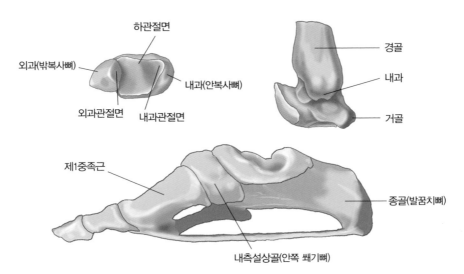

그림 9 발목관절은 거퇴관절이라고도 한다

발목관절(족관절)은 경골과 비골의 종아리뼈와 족근골(발목뼈)을 구성하는 발꿈치뼈 위에 얹혀 있는 거골 사이에 있는 관절이다. 거퇴관절이라고도 한다.

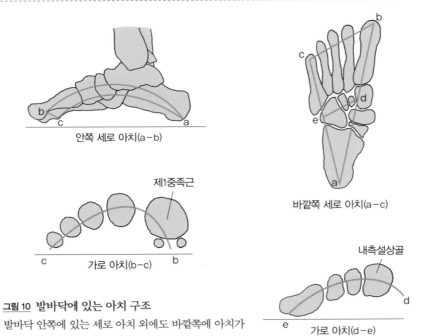

그림 10 발바닥에 있는 아치 구조

발바닥 안쪽에 있는 세로 아치 외에도 바깥쪽에 아치가 있다. 즉 안팎의 세로 아치 사이에 가로 아치가 있다.

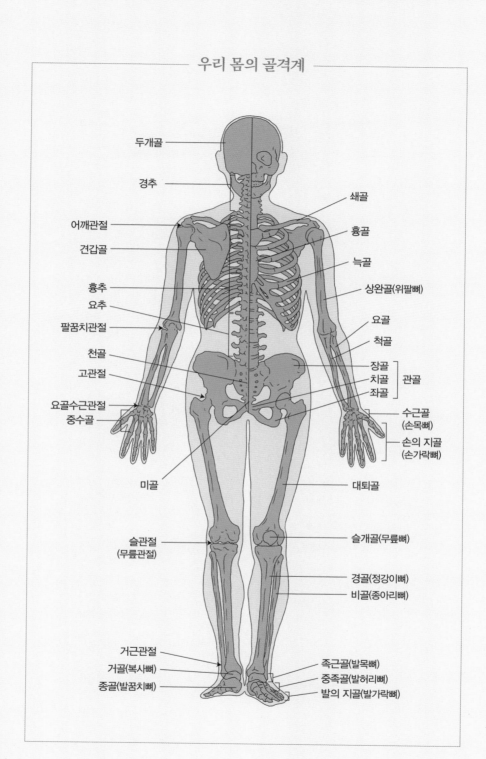

우리 몸의 골격계

두개골

경추

어깨관절

견갑골

흉추
요추
팔꿈치관절

천골

고관절

요골수근관절
중수골

미골

쇄골

흉골

늑골

상완골(위팔뼈)

요골

척골

장골
치골 ┤ 관골
좌골

수근골
(손목뼈)

손의 지골
(손가락뼈)

대퇴골

슬관절
(무릎관절)

슬개골(무릎뼈)

경골(정강이뼈)

비골(종아리뼈)

거근관절

거골(복사뼈)

종골(발꿈치뼈)

족근골(발목뼈)

중족골(발허리뼈)

발의 지골(발가락뼈)

171

우리 몸의 근계

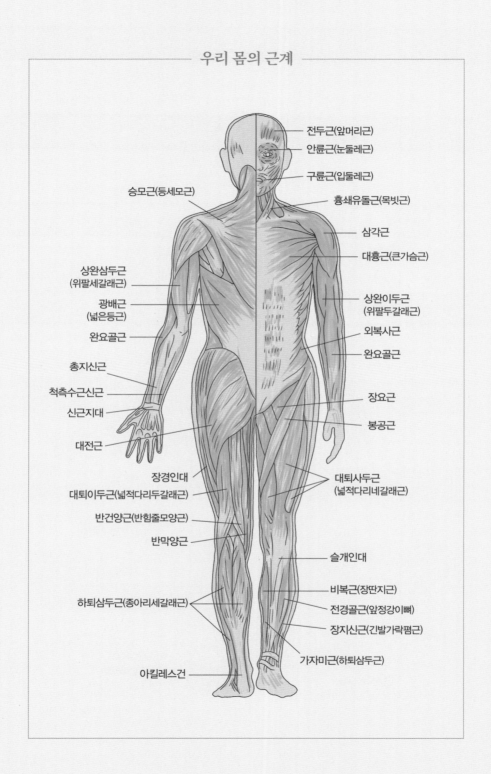

전두근(앞머리근)

안륜근(눈둘레근)

구륜근(입둘레근)

흉쇄유돌근(목빗근)

삼각근

대흉근(큰가슴근)

승모근(등세모근)

상완삼두근
(위팔세갈래근)

광배근
(넓은등근)

완요골근

상완이두근
(위팔두갈래근)

외복사근

완요골근

총지신근

척측수근신근

신근지대

대전근

장요근

봉공근

장경인대

대퇴이두근(넓적다리두갈래근)

반건양근(반힘줄모양근)

반막양근

대퇴사두근
(넓적다리네갈래근)

슬개인대

비복근(장딴지근)

전경골근(앞정강이뼈)

장지신근(긴발가락폄근)

가자미근(하퇴삼두근)

하퇴삼두근(종아리세갈래근)

아킬레스건

우리 몸의 개요와 기관계

생명체인 인간의 몸은 세포가 모여서 형성된다.
세포는 조직 및 기관별로 계통(기관계)을 구성한다.

세포, 기관, 계통
기능과 형태로 분류한 우리 몸의 구성 단위

지구상에 사는 생물은 세포로 구성된다. 인간도 생물이며 인간의 몸은 약 60조 개나 되는 세포로 형성된다. 세포의 형태와 크기는 각양각색이다. 기본적인 형태는 구형이지만 원반형이나 입방형(정육면체형), 원주형, 별 모양 등의 형태를 띤다. 예를 들어 근육 세포인 근세포는 가늘고 긴 섬유 모양이며, 근섬유라고도 불린다. 상당수가 $10 \sim 30\mu m$이지만 $5\mu m(0.005mm)$의 작은 림프구에서 $200\mu m(0.2mm)$의 난세포까지 다양한 크기의 세포가 존재한다.

같은 형태나 기능을 가진 세포의 모임을 조직이라고 한다. 상피조직, 결합조직, 근조직, 신경조직이라고 불리는 것들이다. 이런 몇몇 조직이 모여서 일정한 형태로 움직이는 것을 기관이라고 한다. 이 기관에서 몸통 내부에 있는 것을 장기 또는 내장이라고 부른다. 즉 오장육부의 오장이 이에 해당한다.

심장, 간(장), 신장 등의 내장 기관은 각자 다른 기능을 한다. 예를 들어 펌프 역할을 하는 심장을 보면 펌프만으로는 몸속에 혈액을 전달하지 못하고, 펌프에 관이 연결돼야 비로소 움직일 수 있다. 심장에는 혈액을 통과시키는 관인 혈관, 즉 혈액을 심장으로 되돌리는 정맥과 혈액을 심장에서 몸 구석구석까지 보내는 관인 동맥이 연결되어 있다. 심장, 동맥, 정맥 같은 기관이 혈액순환에 관여하는 기관계를 형성하는데 이를 순환기계라고 한다.

같은 목적을 위해 작동하는 기관이 모인 것을 계통(系統) 또는 기관계(器官系)라고 한다. 순환기계, 소화기계 등 기관계 10종류가 모여서 인체를 구성한다.

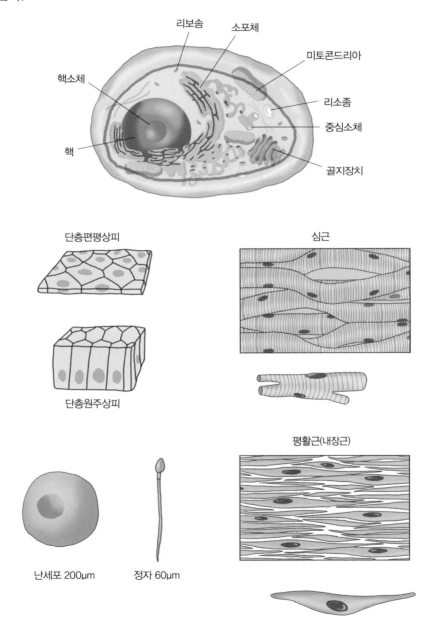

골격계

몸을 지지하는 200여 개의 뼈

등뼈로 몸을 지탱하고, 늑골로 가슴을 둘러싸서 심장이나 폐를 넣어 보호하는 기능을 가진 뼈는 연결 부위를 떼어내면 약 200개에 이른다. 이 이음매가 움직이는 경우와 움직이지 않는 경우가 있다. 움직이는 부위를 관절이라고 하며, 턱이 연결된 턱관절이나 어깨가 연결된 어깨관절, 팔꿈치나 무릎, 무릎관절, 고관절 등이 있다.

뇌라는 중요한 기관을 감싸 보호하는 머리뼈는 1개가 아니다. 움직이지 않는 이음매를 떼어 놓고 보면 전두골(앞머리뼈), 두정골(마루뼈), 후두골(뒤통수뼈), 측두골(관자뼈), 접형골(나비뼈), 사골로 구성된다.(6종 8개) 한편 얼굴뼈는 코뼈, 광대뼈, 위턱뼈, 아래턱뼈 등 9종 15개다. 등뼈는 다섯 부위로 구분된다. 하나씩 살펴보면 경추(목등뼈) 7개, 흉추(등뼈) 12개, 요추(허리뼈) 5개, 천골(엉치뼈) 1개, 미골(꼬리뼈) 1개다. 각 추골 사이에 추간판이라는 연골이 끼어 아래위로 26개가 이어져 있다.

팔을 구성하는 뼈는 먼저 몸체 안에 들어가 있는 쇄골(빗장뼈)과 견갑골(어깨뼈)에 어깨관절이 연결되는 위팔뼈(상완골), 팔뚝에 있는 엄지손가락 쪽의 요골(노뼈)과 새끼손가락 쪽의 척골(자뼈) 등이다. 손목 앞쪽에 있는 손뼈는 한 손에 수근골(손목뼈) 8개, 중수골(손허리뼈) 5개, 손가락뼈 14개로 총 27개다.

다리를 구성하는 뼈는 골반을 이루는 관골에 고관절로 연결되는 대퇴골, 종아리에 안쪽복사뼈를 가진 경골과 바깥쪽복사뼈를 가진 비골, 무릎을 받쳐주는 슬개골이 있다. 발목 앞쪽에 있는 발뼈는 뒤꿈치가 되는 뒤꿈치뼈가 포함된 족근골 7개와 중족골(발허리뼈) 5개, 지골(발가락뼈) 14개로 손뼈보다 1개가 적은 26개로 구성된다.

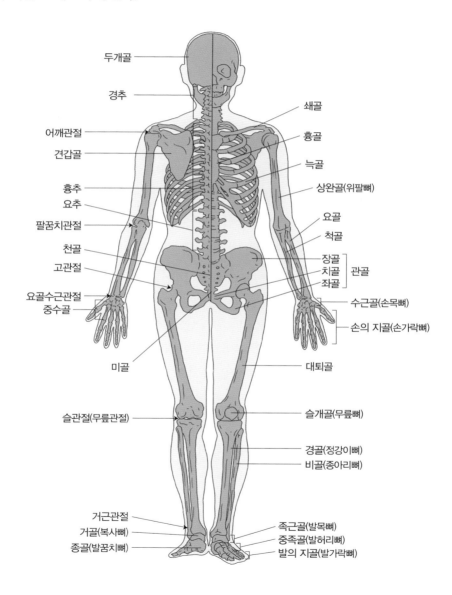

근계
움직임을 담당하는 근육들

몸을 움직이는 운동은 뼈의 관절을 잡아당기거나 늘이는 골격근이 수축하면서 이루어진다. 골격근은 관절을 사이에 두고 각각 다른 뼈에 힘줄 형태로 붙어 있다. 근섬유 다발 부분이 수축하여 힘줄을 잡아당기면, 힘줄이 붙어 있는 뼈가 당겨져 관절이 구부러지거나 펼쳐진다.

근육의 명칭을 살펴보면 많은 것을 알 수 있다. 예를 들어 그 근육이 있는 부위의 이름(흉부, 대퇴부 등)이나 굽히고 펴는 움직임, 곧거나 비스듬하거나 고리 모양 같은 근섬유의 모양, 근두의 수(이두, 삼두 등)를 알 수 있다.

눈꺼풀을 닫는 근육을 안륜근(눈둘레근)이라고 하고 입술을 닫는 근육을 구륜근이라고 한다. 어깨관절에서 팔을 몸에서 떨어뜨려 수평으로 만드는 것은 어깨를 덮고 있는 삼각근이 담당하고, 떨어진 팔을 몸 쪽으로 당겨 겨드랑이에 붙이는 것은 가슴에 있는 대흉근과 등에 있는 광배근이 담당한다. 팔꿈치를 구부리는 동작은 알통이 되는 상완이두근이 하고, 펴는 동작은 위팔 뒷면에 있는 상완삼두근이 한다.

상체를 굽히는 복근운동은 복직근이 한다. 넓적다리를 올려 고관절을 구부리는 동작은 속근육인 장요근이 하고, 고관절을 펴는 동작은 엉덩이, 즉 둔부에 있는 대둔근이 한다. 직립보행을 하는 인간은 고관절을 펴는 동물이며 대둔근이 발달해서 엉덩이가 튀어나와 있다.

무릎을 펴는 근육은 넓적다리 앞면에 있는 대퇴사두근이고, 굽히는 근육은 뒷면의 햄스트링근(대퇴이두근, 반건양근, 반막양근)이다. 발목운동은 어떻게 이루어질까. 전경골근이 발끝을 올리는 운동을 담당하고, 종아리 근육인 하퇴 삼두근이 발뒤꿈치를 올려 까치발을 들 수 있다. 이때 하퇴삼두근은 발뒤꿈치 뼈에 붙어 아킬레스건이 된다.

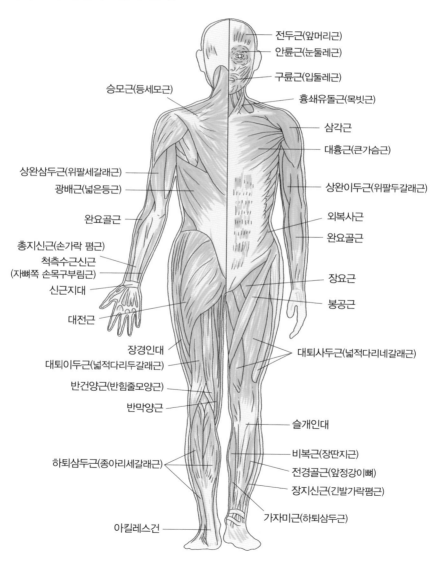

순환기계
혈액과 림프를 전신에 순환시킨다

우리 몸에 필요한 산소와 영양소, 불필요한 이산화탄소와 배설물 등을 운반하는 혈액과 림프액, 그것들을 순환시키는 심장과 동맥, 정맥 등 혈관의 모임을 순환기계(순환기관)라고 한다.

　산소와 이산화탄소가 폐와 체외를 들락날락하려면 펌프 작용을 하는 심장과 폐를 경유하는 순환로가 필요하다. 심장(우심실)→동맥(폐동맥)→폐→정맥(폐정맥)→심장(좌심방)의 경로를 폐순환이라고 한다.

　심장의 좌심방으로 운반된 산소와 소화관에서 흡수된 영양소를 온몸으로 운반하고 대사 작용 중에 생긴 이산화탄소와 불필요한 물질을 내보내는 경로를 체순환이라고 한다. 심장(좌심실)→동맥(대동맥)→온몸의 각 기관→정맥(대정맥)→심장(우심방) 순이다. 몸속에 퍼져 있는 동맥은 여러 개로 갈라져서 세동맥과 모세혈관으로 변한다. 이는 산소와 영양소, 이산화탄소, 배설물이 혈관에 흐르는 혈액을 타고 각 기관과 조직, 세포 사이에서 교환되는 작업을 수월하게 하기 위해서다. 이 같은 물질교환은 직경이 5~20㎛인 모세혈관의 얇은 벽을 투과하여 이루어진다. 모세혈관은 모여서 세정맥이 되고, 세정맥은 모여서 상반신의 상대정맥과 하반신의 하대정맥이 된다. 이 두 정맥은 각각 우심방에 따로 연결되어 있다. 한편 좌심실에서 나온 혈액을 운반하는 대동맥은 1개이며, 위를 향해(상대동맥) 가다가 U턴하여(대동맥활) 흉강을 내려가(흉부대동맥) 횡격막을 관통한다. 그리고 복강으로 내려가(복부대동맥) 두 다리를 향해 두 가닥으로 갈라져 총장골동맥(온엉덩동맥)이 된다. 대동맥궁, 흉부대동맥, 복부대동맥에는 각 기관을 향하는 여러 갈래의 동맥, 즉 총경동맥, 쇄골하동맥, 식도동맥, 복강동맥 등이 뻗어 있다.

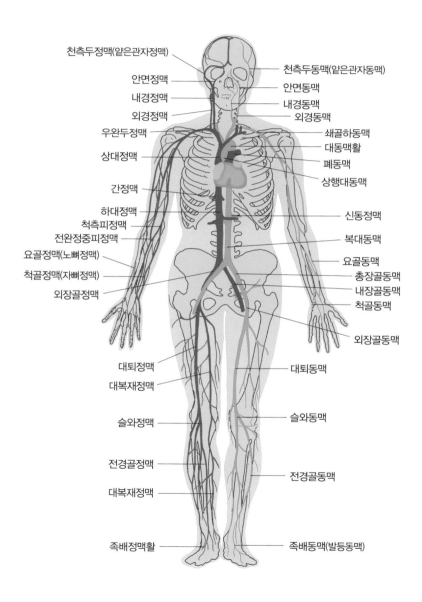

천측두정맥(얕은관자정맥)
천측두동맥(얕은관자동맥)
안면정맥
안면동맥
내경정맥
내경동맥
외경정맥
외경동맥
우완두정맥
쇄골하동맥
상대정맥
대동맥활
폐동맥
간정맥
상행대동맥
하대정맥
신동정맥
척측피정맥
전완정중피정맥
복대동맥
요골정맥(노뼈정맥)
요골동맥
척골정맥(자뼈정맥)
총장골동맥
외장골정맥
내장골동맥
척골동맥
외장골동맥
대퇴정맥
대퇴동맥
대복재정맥
슬와정맥
슬와동맥
전경골정맥
전경골동맥
대복재정맥
족배정맥활
족배동맥(발등동맥)

호흡기계
산소를 흡입하고 이산화탄소를 배출한다

호흡에는 외호흡(폐호흡)과 내호흡(조직호흡)이 있다. 외호흡은 몸속의 폐에 들여보낸 공기와 혈액 사이에서 가스를 교환하는 것을 말한다. 내호흡은 혈관 안의 혈액과 조직세포 사이의 가스교환을 말한다. 호흡기계는 외호흡을 하기 위한 기관계를 가리킨다.

호흡기계에 속하는 기관에는 기도와 폐가 있다. 기도는 코에서 기관지까지의 공기 출입과 발성에 관여하고, 폐는 공기와 혈액 사이에서 가스교환을 한다.

공기가 몸속으로 출입하는 곳이 코이며, 콧속의 공간을 비강이라고 한다. 몸 밖의 공기에는 먼지와 세균 등 여러 가지 이물질이 섞여 있으므로 입구에서 제거하는 것이 좋다. 그래서 점막에 싸인 비강내벽이 이물질을 붙잡는 역할을 한다. 또 적절한 온도와 습도를 조절한다.

점막의 면적을 넓히기 위해 비중격이라는 벽이 콧속을 좌우로 나누고 있고, 입구인 콧구멍도 2개다. 2개로 나뉜 비강을 지나면 길이 하나로 합쳐져 인두가 된다. 인두는 음식물이 지나는 길인 소화관이기도 한데, 식도와 후두로 갈라진다. 기도는 후두구에서 후두로 이어지며 발성기관인 성대를 지나 기관으로 이어진다. 목구멍에서 흉강으로 들어간 기관은 좌우 기관지로 나뉘고, 각각 좌우 폐로 들어간다. 이렇게 폐 양쪽으로 갈라진 기관지는 엽기관지가 되고, 그 기관지들이 호흡 기관지(세기관지)로 갈라지며, 세기관지 끝에는 폐포라고 하는 수많은 공기 주머니가 달려 있다. 폐포를 둘러싼 모세혈관 안에 있는 혈액과 가스교환을 한다.

폐는 심장을 사이에 두고 양쪽에 하나씩 있으며, 심장이 왼쪽으로 치우쳐 있기 때문에 왼쪽 폐가 오른쪽 폐보다 작다. 폐엽(허파를 형성하는 부분) 개수도 오른쪽 폐는 3엽이고, 왼쪽 폐는 2엽이다. 좌우 폐에 들어가는 기관지도 굵기와 길이가 다르며, 우기관지가 좌기관지보다 굵고 짧다.

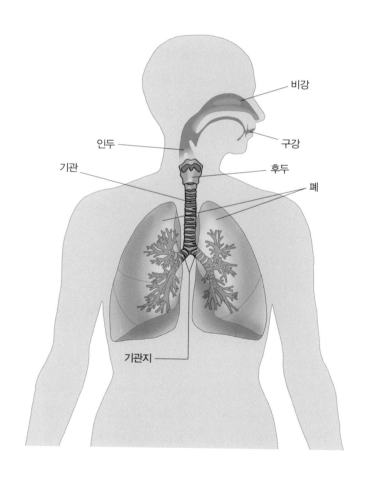

소화기계
영양분을 흡수하고 찌꺼기를 배출한다

몸을 움직이는 것은 물론이고 폐를 비롯한 여러 기관을 기능하게 하려면 에너지가 필요하다. 또 몸의 신진대사를 위해 오래된 세포를 제거하고 새로운 세포를 생성하려면 새로운 세포가 될 재료가 필요하다. 이 에너지의 근원과 재료를 영양소와 전해질이라고 하며, 음식물을 소화 분해하고 호흡해서 이용한다.

음식물을 소화하고, 남은 찌꺼기를 배설하는 기관들을 소화기계라고 한다. 입에서 항문에 이르는 음식물의 통로인 소화관과 소화액을 분비하는 침샘이나 간, 췌장 등으로 구성된다.

소화관은 입에서 시작하는데 입안인 구강에는 치아와 혀가 있고, 구강 안쪽으로 인두가 이어진다. 인두와 기도는 같은 공간이다. 안쪽 깊은 곳의 가장 아래쪽에서 식도가 이어지며, 가슴을 타고 내려와 횡격막을 관통하고, 복강으로 들어가서 위가 된다.

위주머니라는 말이 있듯이 위는 주머니 모양으로 부풀어 있고, 출구인 유문에서 가늘어져 장으로 이어진다. 장의 길이는 약 8~9m다. 위와 이어진 앞쪽의 소장과 항문으로 이어진 대장은 굵기에 차이가 있다. 또 소장은 구조와 기능에 따라 십이지장, 공장, 회장으로 분류한다. 대장도 맹장과 결장, 직장으로 나

넌다. 대장의 결장은 상행결장, 횡행결장, 하행결장, S상결장 등 4개로 구분된다. 직장의 끝에 있는 출구가 항문이다.

실질기관(내부까지 조직이 충실한 기관)으로는 구강 내외에 있는 침샘, 복강 상부에서 위의 오른쪽에 위치한 간(담즙을 분비), 췌액이라는 소화액과 인슐린 등 호르몬을 분비하는 췌장(이자)이 있다. 간은 영양소를 받아들여 분해하고 합성하는 대사 기능도 한다.

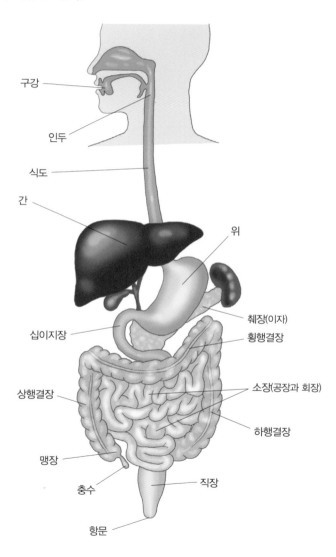

구강
인두
식도
간
위
췌장(이자)
십이지장
횡행결장
상행결장
소장(공장과 회장)
하행결장
맹장
충수
직장
항문

비뇨기계
소변을 만들고 배출해 노폐물을 제거한다

인체는 혈액에 함유된 불필요한 물질(요소, 요산, 크레아틴, 산화나트륨, 암모니아 등)을 물과 함께 신장에서 추출하여 소변 형태로 배출한다.

소변을 생성하는 신장에는 혈액을 들여보내는 신동맥과 혈액을 내보내는 신정맥이 이어져 있다. 또 생성된 소변을 신장에서 내보내기 위해 요관이 나와 있다. 좌우 신장에서 뻗어 나온 요관은 주머니 모양의 방광과 요관구로 이어져 있고, 방광에 소변을 모아둔다.

방광이 소변으로 채워져 요의를 느끼면 요도의 방광 쪽 출구인 내요도구의 내요도괄약근이 이완되고, 방광에서 요도로 소변이 흘러나간다.

내요도구에서 몸 밖으로 가는 외요도구까지의 요도 길이는 남녀 간에 차이가 있다. 음경 안을 지나가 음경 끝에 외요도구가 열려 있는 남성의 요도 길이는 16~18cm나 된다. 그러나 여성은 질 앞쪽을 지나 질전정에 외요도구가 열려 있으므로 요도의 길이가 3~4cm로 짧다. 그래서 여성은 방광염 같은 요로감염증에 걸리기 쉽다.

신문(腎門)에서 신장 내부로 들어간 신동맥은 여러 갈래로 갈라져 신장 외측의 신피질에 도달하며, 수입세동맥으로 바뀌어 보먼주머니 속에 들어가 사구체가 된다. 사구체에서 원뇨는 하루에 약 160L나 생성된다. 사구체는 수출세동맥이 되어 보먼주머니에서 나와 모세혈관이 되고 세뇨관 주위를 감싼다. 세뇨관 안을 지나는 원뇨 중 물과 글루코스 등은 모세혈관의 혈액으로 99% 재흡수되고, 최종적으로 소변이 되는 것은 하루에 1~1.5L다.

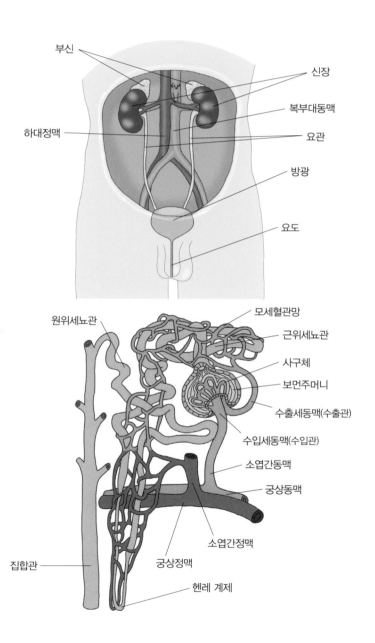

생식기계

정자와 난자의 형성과 수정, 발육에 관여한다

크기 200μm의 난세포를 난자라고 한다. 유성생식을 하는 인간의 난자는 미 수정란이며 정자와 수정해야 비로소 새로운 생명이 태어난다. 난자는 난소에 서, 정자는 정소에서 생성된다.

여성의 생식기는 난소와 난관, 자궁, 질로 이루어지고 이것들은 골반 안(골 반강)에 있다. 난소에는 난자를 둘러싼 난포가 존재하며, 매월 1개가 성숙난포 가 되어 배란된다. 난관은 자궁 윗부분에서 좌우로 향하는 관이며, 복강에 열 려 있고 난관 끝에는 난관채가 있다. 자궁내강(자궁 내부의 공간)과 질내강은 연결되어 있으며, 질구는 외음부의 질전정에서 외요도구 뒤쪽으로 열려 있다. 좌우의 소음순에 둘러싸인 부분을 질전정이라고 한다. 대음순은 소음순을 둘 러싸고 있는 피부 융기로, 성기 위쪽 언저리에서 시작해 항문까지를 말한다. 피하지방이 풍부하다.

남성의 생식기는 정소와 정관, 전립선 등으로 이루어진다. 정소는 골반강 이 아니라 넓적다리에 있는 피부가 처져서 생긴 주머니(음낭)에 있다. 생성된 정자가 생존하려면 체온보다 섭씨 3도 정도 낮아야 하기 때문이다. 정소 안에 있는 관(곡정세관)에서 생성된 정자는 곡정세관과 이어져 있는 정관을 타고 지나간다.

정관은 넓적다리가 시작하는 부위에서 복강으로 들어가고, 사정관이 되어 방광 아래쪽에서 요도를 감싸고 있는 전립선 안으로 들어간다. 전립선을 통과한 관은 요도로 이어진다. 음경 안을 지나는 요도가 정자의 통로가 된다.

요도가 지나가는 음경은 비뇨기계이자 정자를 운반하는 정로가 있는 생식기계다. 또 음경은 해면체 2개가 부풀어 발기하며 교접 기능을 하는 생식기이기도 하다.

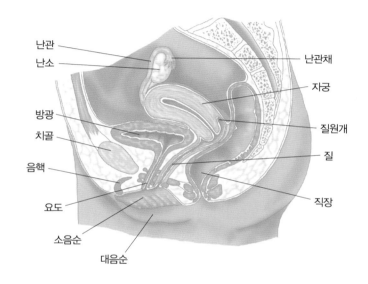

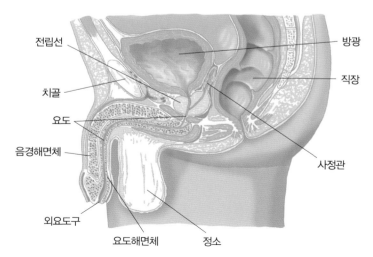

내분비계
호르몬을 분비해 몸의 여러 기능을 제어한다

생체 내외의 환경은 변화하고 몸은 그 변화에 대응하기 위해 다양한 조절 작용을 한다. 예를 들어 기온이 올라 더워지면 뜨거워진 몸을 식히기 위해 땀을 흘린다. 이런 조절은 다음 항목에서 다루는 신경과 호르몬에 의해 이루어진다. 또 식사를 하면 글루코스가 흡수되고 혈액에 녹아 혈당치가 올라간다. 이때 소화기계인 췌장에서 분비되는 인슐린이라는 호르몬이 간에 글루코스를 보내 혈당치가 내려간다.

호르몬을 분비하는 기관을 내분비샘이라고 한다. 같은 분비샘이지만 침샘처럼 생성된 침을 도관을 통해 구강에 분비하는 것은 외분비샘이다. 내분비샘은 세포 안에서 호르몬을 합성해 직접 혈관 안으로 방출한다. 호르몬 합성에 필요한 물질은 혈액 속에서 거둬들인다.

우리 인체의 머리 쪽에 있는 내분비샘으로는 간뇌의 시상하부에서 늘어진 하수체와 시상상부에 속하는 송과체가 있다. 하수체는 뼈와 근육 등의 성장을 촉진하는 성장 호르몬과 유즙 분비를 자극하는 프로락틴, 소변량을 감소시키는 바소프레신(항이뇨 호르몬) 등을 분비한다. 송과체는 우리 몸속에서 시계 역할을 하는 멜라토닌을 분비한다.

경부(목)에는 후두(갑상연골) 아래에 있는 갑상샘과 갑상샘 뒤쪽에 있는 상피소체(부갑상샘)가 있다. 복부에는 신장의 위쪽에 있는 부신이 부신피질 호르몬과 부신수질 호르몬을 분비한다. 췌장의 랑게르한스섬과 정소, 난소도 내분비샘으로서 호르몬을 분비한다.

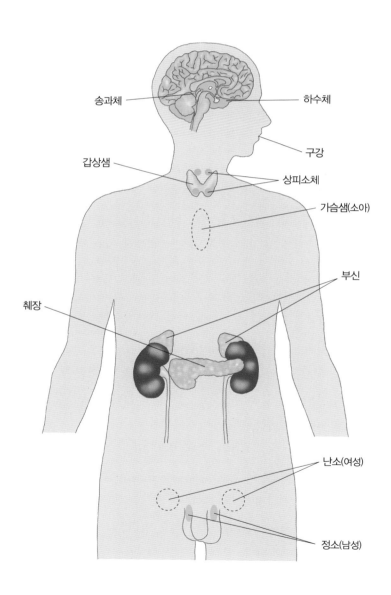

송과체

하수체

구강

갑상샘

상피소체

가슴샘(소아)

부신

췌장

난소(여성)

정소(남성)

신경계
몸 안팎의 자극을 전달하고 적절한 명령을 내린다

몸이 하는 조절 작용은 신경과 호르몬이 담당한다고 앞서 설명했다. 지금 독자 여러분은 이 책을 읽고 있다. 눈으로 읽은 책 내용은 뇌에 전달되어 기억될 것이다. 뇌는 신경이다. 그리고 눈에서 뇌로 시각정보를 전달하는 것도 신경이다. 오른쪽 페이지를 다 읽은 후에 손으로 책장을 넘길 것이다. 뇌가 다음쪽을 펼치라고 손 근육에 지령을 보낼 것이기 때문이다. 뇌에서 척수를 매개로 손 근육으로 지령을 전달하는 것도 신경이다.

정보처리시스템인 뇌와 척수는 제공받은 정보를 해석해, 그에 대응하는 지령을 발신한다. 이를 '중추신경'이라고 한다. 눈이나 귀, 피부 등의 감각기관에서 제공받은 정보를 중추신경에 전달하는 신경을 '말초신경'이라고 한다. 이처럼 신체 각 부위에서 중추신경으로 정보를 전하는 말초신경을 구심성신경 또는 감각신경이라고 한다.

한편 중추신경에서 발신한 지령을 신체 각 부위로 전달하는 말초신경을 다른 말로 '원심성신경'이라고 하며, 지령을 근육으로 전달하는 '운동신경'과 분비샘으로 전달하는 '분비신경'으로 나뉜다.

중추신경에는 뇌와 척수가 있다. 뇌와 직접 연결된 뇌신경과 척수와 직접 연결된 척수신경으로 구분된다. 의식적으로 움직이는 손발의 근육과 달리 내장과 혈관은 조건에 맞추어 반사적으로 활동하는 불수의 기관이다. 중추신경과 불수의 기관을 연결하는 말초신경을 자율신경이라고 부른다.

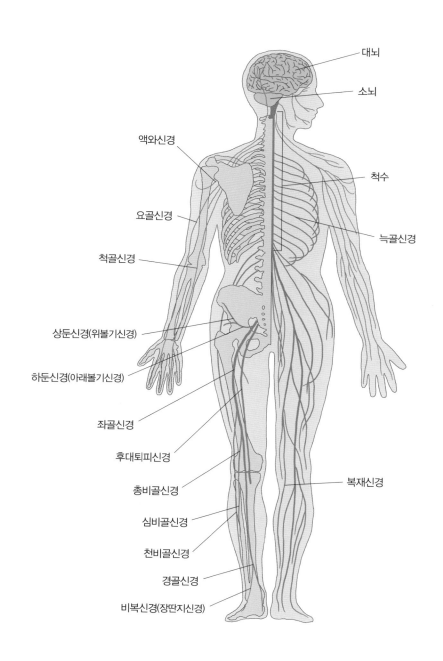

대뇌

소뇌

액와신경

척수

요골신경

늑골신경

척골신경

상둔신경(위볼기신경)

하둔신경(아래볼기신경)

좌골신경

후대퇴피신경

복재신경

총비골신경

심비골신경

천비골신경

경골신경

비복신경(장딴지신경)

감각기계
자극을 받아 중추신경에 전달한다

보고 듣는 감각은 사람이 살기 위해 몸 안팎에서 받아들이는 정보다. 그 정보를 받아들이는 기관이 감각기다. 감각의 종류는 여러 가지이지만 감각기가 존재하는 부위에 따라 3가지로 나뉜다.

　① 머리 부분에 있는 감각기에 의해 감지되는 특수감각(후각, 시각, 청각, 평형감각, 미각), ② 온몸의 피부에 의해 감지되는 피부감각(촉각, 압각, 통각, 냉각, 온각)과 근육과 힘줄 등으로 감지되는 심부감각(위치감각, 운동감각, 심부통각)이 형성하는 체성감각, ③ 내장의 움직임과 상태를 감지하는 내장감각(장기감각과 내장통각)으로 나뉜다.

　시각을 감지하는 시각기는 안구와 부안기(副眼器)로 구성된다. 안구는 각막, 공막, 맥락막, 망막 등의 안구벽과 수정체, 유리체, 모양체, 홍채 등으로 구성된다. 부안기에는 아래위 눈꺼풀(안검), 결막, 눈물샘, 비루관, 안근 등이 있다.

　청각과 평형감각을 감지하는 평형 청각기인 귀는 외이, 중이, 내이로 나뉜다. 외이도(바깥귀길) 안쪽에는 중이가 시작되는 고막이 있고, 내부에 있는 고실에는 공기가 차 있다. 고실 안의 공기는 인두에서 이관을 통해 출입한다. 고실 안에는 고막에서 보낸 진동을 전달하는 이소골(망치뼈, 모루뼈, 등자뼈)이

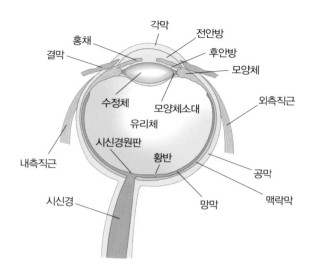

각막
전안방
홍채
후안방
결막
모양체
수정체
모양체소대
외측직근
유리체
시신경원판
내측직근
황반
공막
시신경
망막
맥락막

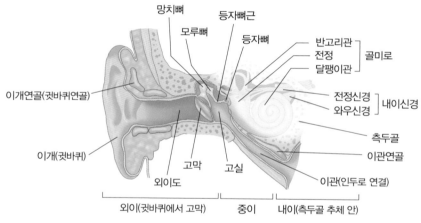

망치뼈
등자뼈근
모루뼈
등자뼈
반고리관
전정
골미로
달팽이관
이개연골(귓바퀴연골)
전정신경
내이신경
와우신경
측두골
이개(귓바퀴)
이관연골
고막
고실
외이도
이관(인두로 연결)
외이(귓바퀴에서 고막)
중이
내이(측두골 추체 안)

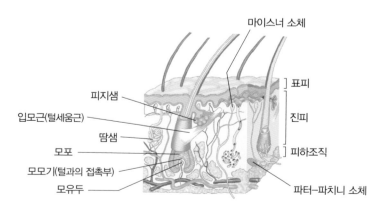

마이스너 소체
표피
피지샘
진피
입모근(털세움근)
땀샘
피하조직
모포
모모기(털과의 접촉부)
모유두
파터-파치니 소체

내이와 이어져 있다. 내이에는 청각기 본체인 달팽이관과 평형감각을 관장하는 전정, 반고리관이 있다.

촉각, 압각, 냉각, 온각, 통각 등의 수용기인 피부는 표피, 진피, 피하조직(결합조직과 피하지방)으로 형성되며 진피 안에는 마이스너 소체(촉각), 파터-파치니 소체(압각) 등의 감각 수용기가 존재한다.

《그림으로 배우는 몸의 구조와 기능에 관한 수수께끼》, 다케우치 슈지, SB크리에이티브, 2012년

《신기한 오감 그림사전: 놀이로 즐겁게 배우는 감각과 뇌의 메커니즘》, 다케우치 슈지, PHP
　　연구소, 2007년

《인간의 몸에 있는 구멍》, 다케우치 슈지, 나쓰메샤, 2015년

《인체의 모든 것을 알 수 있는 책》, 다케우치 슈지, 나쓰메샤, 2012년

《일본 인체 해부학(상)》(개정 19판), 가네코 시노스케, 난잔도, 2000년

《일본 인체 해부학(하)》(개정 19판), 가네코 시노스케, 난잔도, 2000년

《읽으며 배우는 해부생리학》, 다케우치 슈지, 의학교육출판사, 2014년

《재미있는 해부학》, 다케우치 슈지, 고단샤, 2003년

《재미있는 해부학 2》, 다케우치 슈지, 고단샤, 2005년

《컬러 인체 해부학》, Frederic H. Martini·Michael J. Timmons·Robert B. Tallitsch, 이노우에
　　타카오 옮김, 니시무라쇼텐, 2007년 (국내 출간 도서:《인체 해부학》, 한미의학, 2016년)

《프로메테우스 해부학 아틀라스 : 경부/흉부/복부·골반부》, Michael Schünke·Erik Schulte·
　　Udo Schumacher, 사카이 타츠오·오타니 오사무 옮김, 이가쿠쇼인, 2008년

《프로메테우스 해부학 아틀라스 : 두부/신경해부》, Michael Schünke·Erik Schulte·Udo
　　Schumacher, 사카이 타츠오·가와타 미츠히로 옮김, 이가쿠쇼인, 2009년 (국내 출간 도서:
　　《인체 해부학 3 머리 및 신경 해부학》, 서울의학사, 2008년)

《프로메테우스 해부학 아틀라스 : 해부학 총론/운동기계》, Michael Schünke·Erik Schulte·
　　Udo Schumacher, 사카이 타츠오·마츠무라 죠지 옮김, 이가쿠쇼인, 2011년 (국내 출간
　　도서:《인체 해부학 1 총론 및 근육뼈대계통》, 서울의학사, 2007년)

《해부 트레이닝 노트 제5판》, 다케우치 슈지, 의학교육출판사, 2012년

옮긴이 **오시연**

동국대학교 회계학과를 졸업했으며 일본 외어전문학교 일한통역과를 수료했다. 번역 에이전시 엔터스코리아에서 출판기획 및 일본어 전문 번역가로 활동하고 있다. 주요 역서로는《병에 걸리지 않는 15가지 식습관》《누르기만 해도 통증이 사라지는 기적의 손마사지》등이 있다.

인체 구조 교과서
아픈 부위를 해부학적으로 알고 싶을 때 찾아보는 인체 의학 도감

1판 1쇄 펴낸 날 2019년 3월 4일
1판 6쇄 펴낸 날 2022년 9월 27일

지은이 | 다케우치 슈지
옮긴이 | 오시연
감　수 | 전재우

펴낸이 | 박윤태
펴낸곳 | 보누스
등　록 | 2001년 8월 17일 제313-2002-179호
주　소 | 서울시 마포구 동교로12안길 31 보누스 4층
전　화 | 02-333-3114
팩　스 | 02-3143-3254
이메일 | bonus@bonusbook.co.kr

ISBN 978-89-6494-368-7　03510

• 책값은 뒤표지에 있습니다.

지적생활자를 위한 교과서 시리즈

"지식은 현장에 있다!"

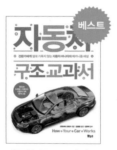

자동차 구조 교과서
아오야마 모토오 지음 | 224면

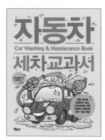

자동차 세차 교과서
성미당출판 지음 | 150면

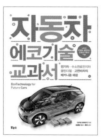

자동차 에코기술 교과서
다카네 히데유키 지음 | 200면

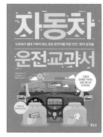

자동차 운전 교과서
가와사키 준코 지음 | 208면

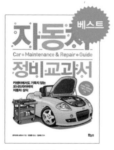

자동차 정비 교과서
와키모리 히로시 지음 | 216면

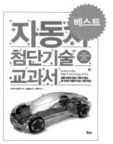

자동차 첨단기술 교과서
다카네 히데유키 지음 | 208면

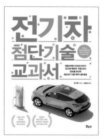

전기차 첨단기술 교과서
톰 덴튼 지음 | 384면

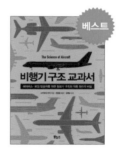

비행기 구조 교과서
나카무라 간지 지음 | 232면

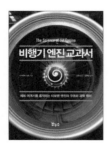

비행기 엔진 교과서
나카무라 간지 지음 | 232면

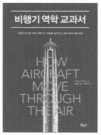

비행기 역학 교과서
고바야시 아키오 지음 | 256면

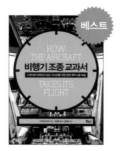

비행기 조종 교과서
나카무라 간지 지음 | 232면

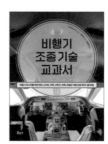

비행기 조종 기술 교과서
나카무라 간지 지음 | 224면

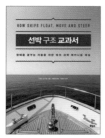

선박 구조 교과서
이케다 요시호 지음 | 224면

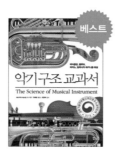

악기 구조 교과서
야나기다 마스조 외 지음 | 228면

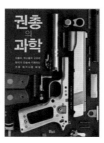

권총의 과학
가노 요시노리 지음 | 240면

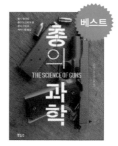

총의 과학
가노 요시노리 지음 | 236면

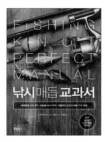

낚시 매듭 교과서
다자와 아키라 지음 | 128면

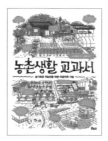

농촌생활 교과서
성미당출판 지음 | 272면

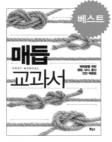

매듭 교과서
니혼분게이샤 지음 | 224면

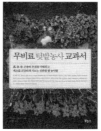

무비료 텃밭농사 교과서
오카모토 요리타카 지음 | 264면

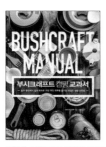

부시크래프트 캠핑 교과서
가와구치 타쿠 지음 | 264면

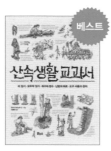

산속생활 교과서
오우치 마사노부 지음 | 224면

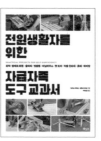

**전원생활자를 위한
자급자족 도구 교과서**
크리스 피터슨 외 지음 | 236면

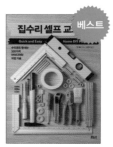

집수리 셀프 교과서
맷 웨버 지음 | 240면

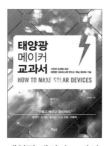

태양광 메이커 교과서
정해원 지음 | 192면

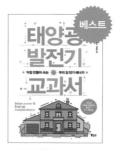

태양광 발전기 교과서
나카무라 마사히로 지음 | 184면

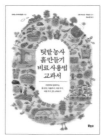

**텃밭 농사 흙 만들기
비료 사용법 교과서**
이에노히카리협회 지음 | 152면

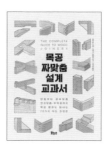

목공 짜맞춤 설계 교과서
테리 놀 지음 | 220면

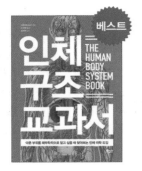
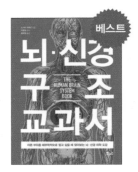
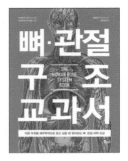
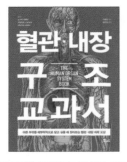
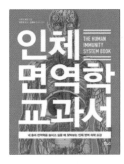
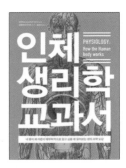
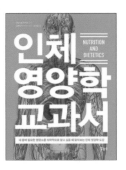
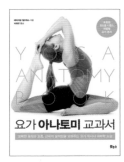